視力悪化が気になる人へ

眼科専門医と考えた

「測るだけ眼トレ」ブック

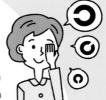

【著者】わかさ生活

【監修】林田康隆
眼科専門医

アスコム

視力は毎日、ちょっとずつ変動しています。

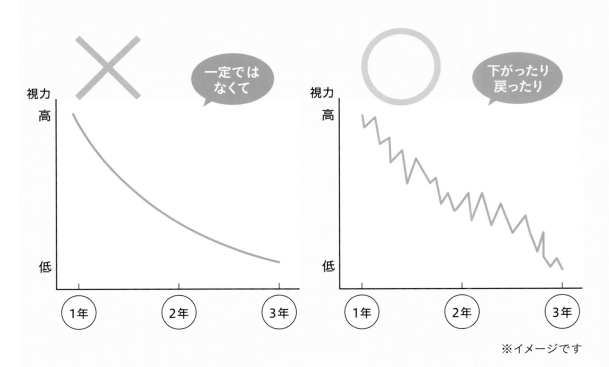

※イメージです

目の使い方次第で
1週間でもこんなに変わります。

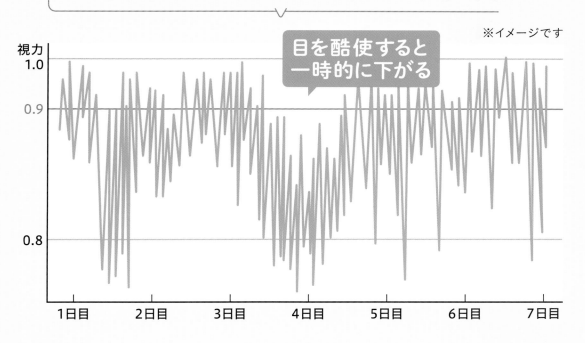

※イメージです

目を酷使すると
一時的に下がる

目の酷使が繰り返されるほど
どんどん目は悪くなります。

あなたの目は毎日ずーっと酷使されていませんか？

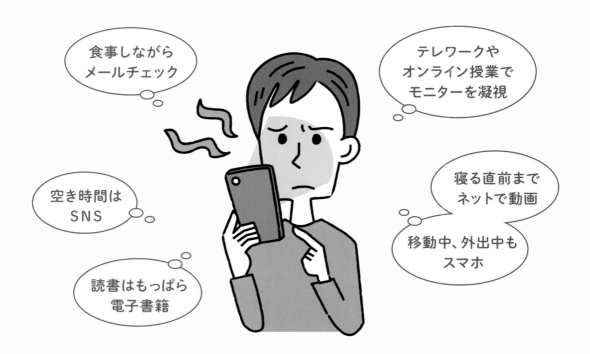

食事しながら
メールチェック

テレワークや
オンライン授業で
モニターを凝視

空き時間は
SNS

寝る直前まで
ネットで動画

移動中、外出中も
スマホ

読書はもっぱら
電子書籍

"近くを見続ける"こと、"光を見続ける"ことが目にとって大きな負担に！

元来、人間の目の初期設定は
"サバンナで暮らす人"。
遠くにピントがラクな状態で
近くにピントを合わせるためには、
毛様体筋という筋肉を収縮させて
調節しています。

しかし、私たちの暮らしは……
超至近距離で
スマホやパソコンの画面とにらめっこ。
毛様体筋は持続的に収縮し
ブルーライトなどの光は緊張を促すため、
近くを見続けることは
目にとって負担になるのです。

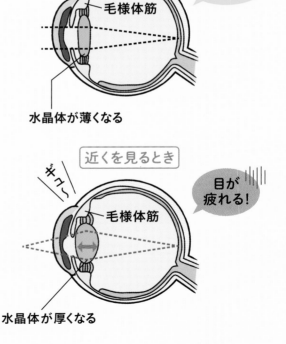

遠くを見るとき

目がラク！

毛様体筋

水晶体が薄くなる

近くを見るとき

ギュ〜

目が疲れる！

毛様体筋

水晶体が厚くなる

目を守るためには
小さな習慣が大事!

目をよくするために大切なのは…

① 視力の変化を正しく知ること

② 目の「見る力」を意識すること

③ 目を酷使する時間を減らすこと
（上手にマネージメントすること）

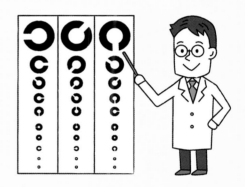

この3つをラクに習慣化できるのが
この本です!

毎日の"気づき"と"ケア"で 目がよくなること を実感できます。

今日はかなり目が疲れて
キツかったな……。
昨日より視力が0.1下がったし

そういえば、
1日中パソコン作業だったし、
ほとんど動いていなかったなぁ

あっ、
夜は寝ながら
インスタをチェック
しちゃった!

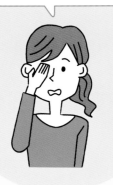

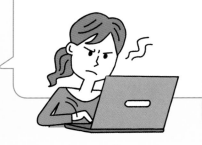

\ この本1冊でバッチリメンテナンス! /

1日1分の
眼トレ
＋
簡単
ストレッチ
＋
お手軽
アイケア
＋
目にいい
習慣

［ この 本 の 使 い 方 は コ チ ラ ］

準備 折り込みの検査表を切り取って壁に貼る

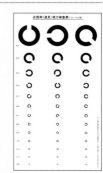

STEP ① **視力を測る**

測り方はP.18へ

STEP ② **視力手帳に記録する**

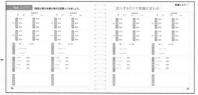

書き方はP.22へ

STEP ③ **1日1分眼トレ**

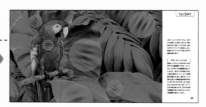

やり方はP.50へ

STEP ④ **生活習慣を見直す**

やり方はP.92へ

2週間でスッキリ！目にいい毎日が待っています！

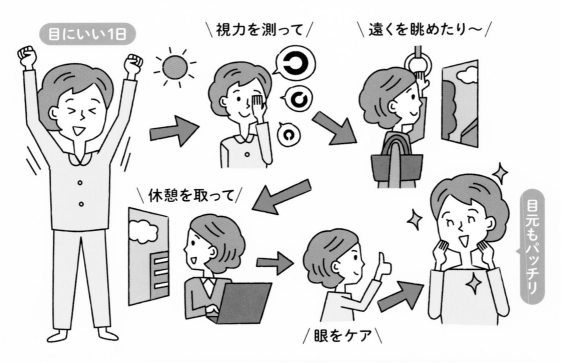

目にいい1日

\視力を測って/

\遠くを眺めたり〜/

\休憩を取って/

/眼をケア\

目元もパッチリ

こんなことも期待できます！

◎ 目の病気に早めに気がつく（早期発見）

◎ 情報の正しい認識ができる（脳の活性化）

◎ 周囲の環境に興味がわく（活動性アップ）

◎ 事故やケガを回避しやすくなる　etc.

ちょっとした 目の不調も放っておくとキケンです！

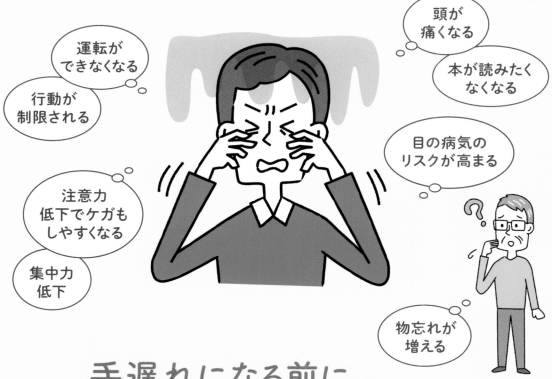

運転が
できなくなる

行動が
制限される

頭が
痛くなる

本が読みたく
なくなる

目の病気の
リスクが高まる

注意力
低下でケガも
しやすくなる

集中力
低下

物忘れが
増える

手遅れになる前に 自分の目としっかり向き合い 正しくケアしましょう！

特に近年、世界の近視人口は爆発的に増加しています!

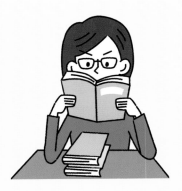

2016年に発表された論文で、2000年に全人類の22.9%だった近視人口が、2050年までに49.8%(約50億人)になるという報告があり、今や近視は世界的に問題視されています。最近では20〜30代、そして40代になっても、視力が低下する人が急増しているのです。

進行すると失明のキケンも!

近視の大半は眼球が大きくなることで起こりますが、眼球が大きくなると変形しやすくなり、失明しうる疾患である網膜剥離や緑内障の発症リスクが上がります。
もうまくはくり　りょくないしょう

\ 大人だけじゃない! /
小学生の3人に1人が視力1.0以下。子どもの近視も深刻化しています。

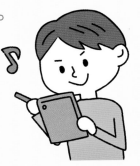

今の子どもたちは生まれた直後から身近にデジタルデバイスがあります。微弱な光ですが、それを見続けることにどのような弊害があるのかは研究中なので、特に子どものデジタルデバイスの使用には注意が必要です。

あなたの目"使い過ぎ"って自覚はありますか?

まずは目の健康状態をチェックしてみましょう。

ドライアイ

□ 目が乾く

□ ボヤける

□ 目に異物感・不快感がある

□ 目が疲れる

□ 目が痛い・ゴロゴロすることが多い

□ 涙が出やすい(感情に関係なく)

□ 目が赤くなりやすい

□ 目ヤニが出やすい

□ まぶたが重くなる

□ まぶしさを感じることが多い

□ 目がかゆくなりやすい

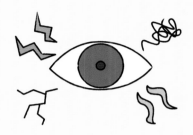

5つ以上当てはまる人は
➡ ドライアイの可能性大

(3つ以上は予備軍)

エアコンによる乾燥やスマホなどの操作でまばたきが減少し、目の表面が乾燥して荒れている状態です。

たかが疲れ目、と放っておくと近視のリスクが高まり、
若い人でも緑内障や黄斑変性などに進行することも。
日頃から目をいたわる習慣を身につけ、目の健康を保ちましょう。

眼精疲労

□ 目がかすむ
□ 目が重苦しいと感じる
□ 目が乾く
□ まぶたがピクピクと
　けいれんすることがある
□ 毎日デジタル画面
　（スマホ・携帯ゲーム機・タブレット・
　パソコンなど）を5時間以上見ている
□ 目がしょぼしょぼする
□ 肩や首のコリがつらい
□ 頭重感がある
□ 頭痛がある
□ 眉間が重たい・圧痛がある
□ 寝不足気味である
□ 食事のバランスが取れていない

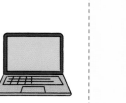

6つ以上当てはまる人は
▶ 眼精疲労の可能性大

（4つ以上は予備軍）

長時間"近く"を見続け、目の
筋肉が収縮している状態が続く
ことで、目がけいれんしている
ような緊張状態に。慢性化する
人も多いので注意。

視力検査と視力手帳で目を
いたわる習慣が身につきました!

スマホやパソコンが手放せない人こそ
この本でセルフケアを!

Mさん(30代・女性)

　視力って朝より夜の方が悪いことが多いんですね。確かに、**仕事で1日パソコン作業をした夜の"見えづらさ"はひどいものでした。**しかも、老眼用視力をチェックすると愕然!　こんなに悪くなっているなんて……。

　毎日、視力手帳に書くことで、自分がどれだけパソコンやスマホを使っているかもわかりました。仕事でやめられないからこそ、この本に載っている眼トレやストレッチ、アイケアで、少しでも自分の目を守りたいです。

この本に出会ってから
家族の目も守りたい!と思うように

Iさん(40代・男性)

　この本に載っている眼トレを行うと、目の奥の筋肉が(普段使えていないからか)ビキビキッとほぐれて、そのあとは**疲れが取れたみたいに、リラックスできるなぁと効果を実感しました。**

　これまで、小学生の息子の視力がど

んどん落ちていくのを見ても、「暗いところで本を読むな」とか「テレビは離れて見なさい」という言葉しかかけられませんでした。でもこれからは、一緒に眼トレを行って、健康な瞳を長く保てるようにサポートしてあげたいです。

日々の視力の変動にびっくり！
手帳に記入することで意識が高まる　Sさん（20代・女性）

　これまで視力は、コンタクトを購入したときにしか測っていなかったので（半年に一回くらい）、日常生活の中で自分の視力をあまり気にすることはありませんでした。

　今回、毎日仕事の開始前と仕事の終了後に視力を測定し、結果を手帳に記入してみたら、**日々視力が違うことに驚きました。**

　普段から仕事のあとは見えづらいと感じてはいましたが、記入して "**見える化** " することで目の不調をリアルに**実感できるようになり**、目をいたわろうと思うようになりました。

続けることで目に悪い習慣がわかり
自然に目にいいことをしたくなる！　Kさん（50代・女性）

　視力チェック開始から初めての休日明けの月曜日。**朝の視力チェックの結果がいつもよりよくてびっくり。**しっかり体と目を休めると違うんですね。

　平日は仕事でパソコンやスマホを使うことも多く、１日中近くを見ています。いつも夕方になるとスマホが見えづらいという感覚や、文字が読みづらいことはありましたが、**数値で見ると肩コリや頭が重たいのも目の疲れが原因かな？と思うようになりました。**目の疲れがたまらないように、サプリメントをしっかり飲もう！と意識も高まりました。

CONTENTS

\ 生活習慣を見直そう！ /

STEP 4 目にいい7つのヒント　92

付録 老眼用（近見）視力検査表

※付録の視力検査表は簡易的なものです。本格的な視力検査は眼科
で受けてください。
※本書の眼トレ、ストレッチ、アイケアは、眼科治療の必要がない
人が対象です。視力の回復効果には個人差があります。

P.68-69 と P.104 のストレッチは、動画つき
です。各ページ内にある QR コードをスマー
トフォン等で読み込んでください。

QRコードでの動画視聴サービスについて
※動画閲覧にかかる通信料金につきましては、
お客様のご負担になります。
※スマートフォンやタブレットの機種によっ
ては、閲覧できない場合がございますのでご
了承ください。

オリジナル検査表で視力を測ろう!

視力検査は、目をよくする習慣を身につけるための第一歩。
まず、日々酷使している目の使い方や見え方を知ることが大切です。

視力検査のポイント

\Point/
2つの検査表を使って ピントをしっかり合わせる

近視用検査表と老眼用検査表を使います。大事なのは視力の数値よりランドルト環の見え方。ピントを合わせながら眺めてください。

\Point/
同じ時間帯& 同じ環境で行おう

視力は測る環境に影響を受けるため、必ず同じ時間帯・明るさ・場所で測定しましょう。これで、毎日の視力を比較しやすくなります。

\Point/
1週目は朝と夜2回測り 視力の変動を体感

1日の終わりに体がだるくなるように、目も1日使えば疲れがたまり視力に表れます。朝と夜に測定してみると、その変動を実感できます。

\Point/
視力が下がっても 気にしなくてOK

本書の視力検査は、自分の目と向き合うために行うもの。視力が下がったら、その日何をしていたのか、振り返ることから始めましょう。

※目に病気があっても日常生活では意外に気がつけない人もいます。おかしいなと感じたり明らかな視力低下の自覚がある場合は、早めに眼科受診をしてください。

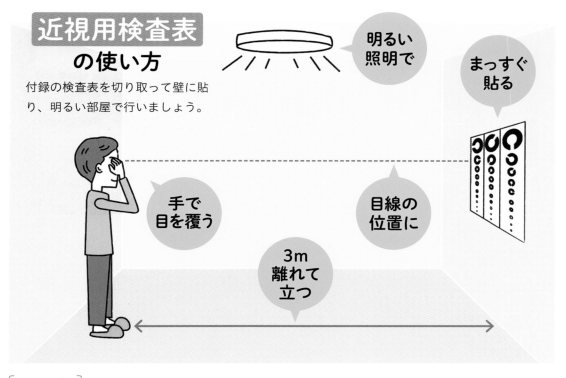

近視用検査表 の使い方

付録の検査表を切り取って壁に貼り、明るい部屋で行いましょう。

明るい照明で

まっすぐ貼る

手で目を覆う

目線の位置に

3m離れて立つ

[測り方] ※メガネやコンタクトレンズをしている人は、普段通りつけたまま測ってください。

① 検査表を壁に貼り、**3m離れて立つ。**

② **片方の目を手で覆い**（目を押さえない）、**もう片方の目で**検査表を見て上から順に環（かん）の**切れ目を確認する。**

③ 最後に切れ目が見えた環の左端の**数字を記録する。**※見方はP21参照。

④ もう片方の目、**両目も行う。**

※視力を測る環境・条件が変わると比較する意味がなくなるので、全く同じ環境・条件にしてください。

老眼用検査表 の使い方

本書裏の検査表を表にして、明るい部屋で眺めましょう。

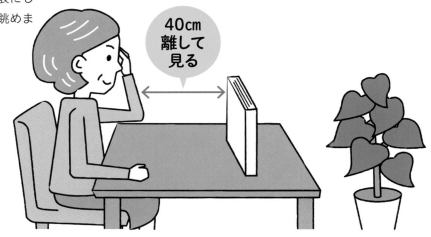

明るい照明で

40cm離して見る

[測り方] ※近視用のメガネやコンタクトレンズはつけたままでよいですが、老眼鏡は外してください。

① 本を顔から40cm離す。

≫

② 片方の目を手で覆い（目を押さえない）、**もう片方の目で検査表を見て上から順に環の切れ目を確認する。**

≫

③ 最後に切れ目が見えた環の左端の数字を記録する。

≫

④ もう片方の目、両目も行う。

> **➡ 0.4が見えにくい人は老眼が始まっています**

検査表の見方

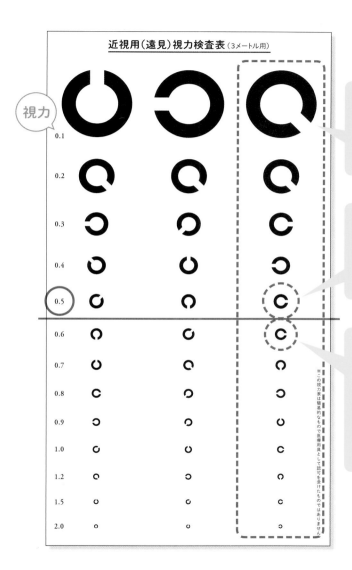

近視用（遠見）視力検査表 (3メートル用)

視力

0.1			
0.2			
0.3			
0.4			
0.5			
0.6			
0.7			
0.8			
0.9			
1.0			
1.2			
1.5			
2.0			

※この視力表は簡易的なもので医療用として認可を受けたものではありません

上から順に
ランドルト環の
切れ目を認識
できるかチェック!

ここまで
きちんと見える

ここで切れ目が
わからない場合は、
1つ上が
そのときの視力。
列の左端の数字を
記録します。

毎日見ていると憶えてしまうかもしれませんが、視力の数値より切れ目がきちんと認識できるか、「見え方」を意識してチェックしましょう。

21

視力手帳に記録しよう!

血圧やダイエット手帳のように、毎日の視力や生活習慣を記入して
自然に目をいたわるように意識改革、始めましょう!

手帳をつけることが、目をいたわることにつながる

　冒頭で見たように、視力は目の使い方次第で一時的に下がったり戻ったりします。普段気がつきにくいのは、多くの場合が見えていない情報を脳が補完して視力が補われているから。また「大体見えているから大丈夫」という気持ちも重なり、気づく前に近視に進み視力が悪くなっているケースが多いようです。近視は眼球が大きくなり変形してしまうので、網膜剥離や緑内障など失明しうる目の病気にかかりやすくなります。手帳を

つけて、意外に見えていない、あるいは見えるはずのものが見えないことに気づければ、眼病の早期発見にもつながります。

　とはいえ、いきなりガラッと習慣を変えるのはハードルが高いので、まずは書くという小さなステップから。書くだけですが、目の状態を"見える化"することで、勝手に目のことを意識するようになります。そして最後には、意識しなくても目にいいことを自然にできる、そんな目をいたわる習慣が身につくのです。

視力手帳のポイント

\Point/
まずは2週間続けてみよう

最初の1週間は、目の使い方や環境で意外と視力が変わることを実感してみてください。変化がわかりやすいように、朝と夜の2回、視力をチェックするようにしています。2週目は1日1回のチェックでOK。毎日きちんと眼トレやアイケアをしていれば、目の状態がよくなって視力が安定するでしょう。個人差はありますが、1週間で実感できる人が多いはず。3週目以降は、習慣化の期間です。書く内容はもっと簡単にしてもいいので、できるだけ続けることを意識してください。

\Point/
見え方の変化と
やったことをチェック

視力の数値に変化が出なくても、見え方が変わったときは、その日の目にいいこと、悪いことを考えて一緒にメモしましょう。自分の感覚でいいので、気づいたことを書き留めておくことはとても大切です。

\Point/
目の異常に早く気がつく

普段から目の状態を意識していないと、一時的な不調なのか、そうではないのか、わからなくなってしまいます。ずっと目がかすんでいるのに「いつもこんなもの」と思い込むのは危険。視力手帳をつけると、そんな小さな異変にも敏感になっていきます。

\Point/
実感したことをメモすると効果大

今日の評価のメモには、なるべく実感したことを書いてみてください。「いつも読めなかった文字が読めた」、「テレビのテロップがボヤけた」など、なんとなく感じたことでOKです。

\Point/
毎日目にするところに置いておく

最初は、記入し忘れたり面倒になったりしてしまうもの。この本を手に取りやすいところにペンと一緒に置いて、習慣化しやすい環境を作りましょう。

視力手帳の書き方

メモ感覚で気軽に記入しましょう。
1週間ごとに振り返ると、目にいいこと悪いことが見えてきます！

日付と検査した
時間を記入。

近視視力、
老眼視力を
測って記入。
最初の1週間は
朝と夜測り、
視力の変動を
観察して。

P.50〜の眼トレ
P.68〜のストレッチ
P.70〜のアイケアを
行ったらチェックを
入れて。

目にいい食べ物やサ
プリをとった、運動
した、緑を眺めたな
ど、目にいいことを
1つ記入できると
グッド。

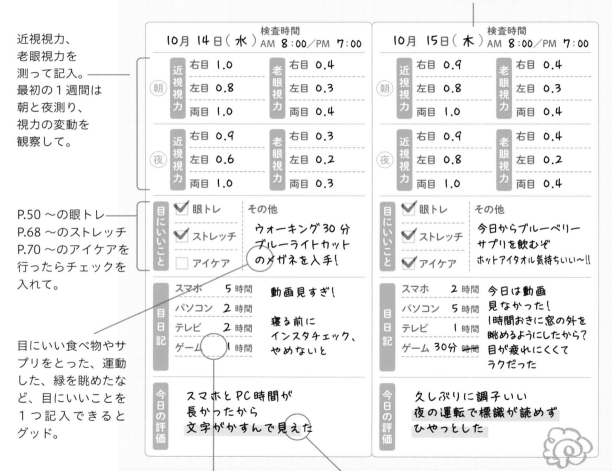

10月 14日（水） 検査時間 AM 8:00／PM 7:00

（朝）
近視視力：右目 1.0／左目 0.8／両目 1.0
老眼視力：右目 0.4／左目 0.3／両目 0.4

（夜）
近視視力：右目 0.9／左目 0.6／両目 1.0
老眼視力：右目 0.3／左目 0.2／両目 0.3

目にいいこと
☑ 眼トレ
☑ ストレッチ
□ アイケア

その他
ウォーキング30分
ブルーライトカット
のメガネを入手！

目目記
スマホ 5時間
パソコン 2時間
テレビ 2時間
ゲーム 1時間

動画見すぎ！
寝る前に
インスタチェック、
やめないと

今日の評価
スマホとPC時間が
長かったから
文字がかすんで見えた

10月 15日（木） 検査時間 AM 8:00／PM 7:00

（朝）
近視視力：右目 0.9／左目 0.8／両目 1.0
老眼視力：右目 0.4／左目 0.3／両目 0.4

（夜）
近視視力：右目 0.9／左目 0.8／両目 1.0
老眼視力：右目 0.4／左目 0.2／両目 0.4

目にいいこと
☑ 眼トレ
☑ ストレッチ
☑ アイケア

その他
今日からブルーベリー
サプリを飲むぞ
ホットアイタオル気持ちいい〜!!

目目記
スマホ 2時間
パソコン 5時間
テレビ 1時間
ゲーム 30分

今日は動画
見なかった！
1時間おきに窓の外を
眺めるようにしたから？
目が疲れにくくて
ラクだった

今日の評価
久しぶりに調子いい
夜の運転で標識が読めず
ひやっとした

デジタルデバイスの使用時間など、目に関係
する生活習慣を振り返ってみましょう。記入
することで自分の課題が見えていきます。

今日の目の状態を簡単にチェック。
感じたことを自由に記入して。
調子がよければ、はなまるを！

1週間の視力や記入した内容を見比べてみましょう。

デバイスの使用頻度を振り返ってチェック。memoに課題を記入すると翌週から意識しやすくなります。

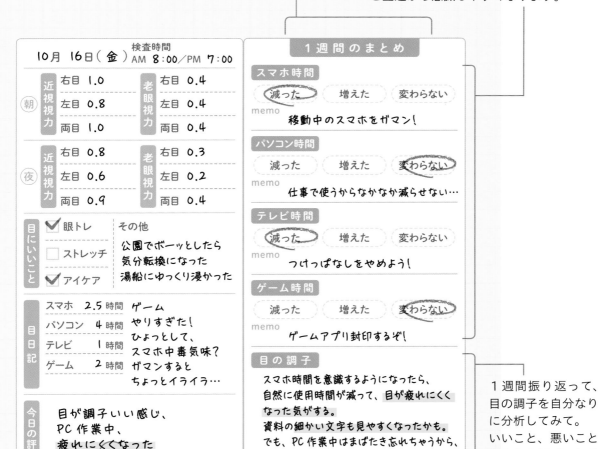

10月 16日（金）

検査時間 AM 8:00／PM 7:00

朝	近視視力	右目 1.0	老眼視力	右目 0.4
		左目 0.8		左目 0.4
		両目 1.0		両目 0.4

夜	近視視力	右目 0.8	老眼視力	右目 0.3
		左目 0.6		左目 0.2
		両目 0.9		両目 0.4

目にいいこと

☑ 眼トレ
☐ ストレッチ
☑ アイケア

その他
公園でボーッとしたら気分転換になった
湯船にゆっくり浸かった

目日記

スマホ 2.5 時間
パソコン 4 時間
テレビ 1 時間
ゲーム 2 時間

ゲームやりすぎた！ひょっとして、スマホ中毒気味？ガマンするとちょっとイライラ…

今日の評価

目が調子いい感じ、PC作業中、疲れにくくなった

1週間のまとめ

スマホ時間
（減った） 増えた 変わらない
memo
移動中のスマホをガマン！

パソコン時間
減った 増えた （変わらない）
memo
仕事で使うからなかなか減らせない…

テレビ時間
（減った） 増えた 変わらない
memo
つけっぱなしをやめよう！

ゲーム時間
減った 増えた （変わらない）
memo
ゲームアプリ封印するぞ！

目の調子

スマホ時間を意識するようになったら、自然に使用時間が減って、目が疲れにくくなった気がする。
資料の細かい文字も見やすくなったかも。
でも、PC作業中はまばたき忘れちゃうから、もっと休憩はさまないとね…。

マーカー部分のように気づいたこと、感じたこともどんどんメモしましょう。

1週間振り返って、目の調子を自分なりに分析してみて。いいこと、悪いことどちらも気づいたことを記入しておくと見え方への意識がアップ！

25

1週目は視力を朝と夜の2回測ってみましょう。

月　　日（　　）　検査時間 AM　：　／PM　：

朝
- 近視視力：右目 ／ 左目 ／ 両目
- 老眼視力：右目 ／ 左目 ／ 両目

夜
- 近視視力：右目 ／ 左目 ／ 両目
- 老眼視力：右目 ／ 左目 ／ 両目

目にいいこと
- □ 眼トレ
- □ ストレッチ
- □ アイケア

その他

目日記
- スマホ　　時間
- パソコン　時間
- テレビ　　時間
- ゲーム　　時間

今日の評価

月　　日（　　）　検査時間 AM　：　／PM　：

朝
- 近視視力：右目 ／ 左目 ／ 両目
- 老眼視力：右目 ／ 左目 ／ 両目

夜
- 近視視力：右目 ／ 左目 ／ 両目
- 老眼視力：右目 ／ 左目 ／ 両目

目にいいこと
- □ 眼トレ
- □ ストレッチ
- □ アイケア

その他

目日記
- スマホ　　時間
- パソコン　時間
- テレビ　　時間
- ゲーム　　時間

今日の評価

記入するだけで意識が変わる！

左

月　　日（　　）検査時間 AM　：　／PM　：

朝
近視視力	右目	老眼視力	右目
	左目		左目
	両目		両目

夜
近視視力	右目	老眼視力	右目
	左目		左目
	両目		両目

目にいいこと
- □ 眼トレ
- □ ストレッチ
- □ アイケア

その他

目日日記
スマホ	時間
パソコン	時間
テレビ	時間
ゲーム	時間

今日の評価

右

月　　日（　　）検査時間 AM　：　／PM　：

朝
近視視力	右目	老眼視力	右目
	左目		左目
	両目		両目

夜
近視視力	右目	老眼視力	右目
	左目		左目
	両目		両目

目にいいこと
- □ 眼トレ
- □ ストレッチ
- □ アイケア

その他

目日日記
スマホ	時間
パソコン	時間
テレビ	時間
ゲーム	時間

今日の評価

月　日（　）検査時間 AM　：　／PM　：

	近視視力		老眼視力	
朝	右目		右目	
	左目		左目	
	両目		両目	
夜	右目		右目	
	左目		左目	
	両目		両目	

目にいいこと
- ☐ 眼トレ
- ☐ ストレッチ
- ☐ アイケア

その他

目日記
- スマホ　　　時間
- パソコン　　時間
- テレビ　　　時間
- ゲーム　　　時間

今日の評価

月　日（　）検査時間 AM　：　／PM　：

	近視視力		老眼視力	
朝	右目		右目	
	左目		左目	
	両目		両目	
夜	右目		右目	
	左目		左目	
	両目		両目	

目にいいこと
- ☐ 眼トレ
- ☐ ストレッチ
- ☐ アイケア

その他

目日記
- スマホ　　　時間
- パソコン　　時間
- テレビ　　　時間
- ゲーム　　　時間

今日の評価

月　　日（　　）検査時間 AM　：　／PM　：

（朝）	近視視力	右目		老眼視力	右目
		左目			左目
		両目			両目
（夜）	近視視力	右目		老眼視力	右目
		左目			左目
		両目			両目

目にいいこと

☐ 眼トレ
☐ ストレッチ
☐ アイケア

その他

目日日記

スマホ　　　　時間
パソコン　　　時間
テレビ　　　　時間
ゲーム　　　　時間

今日の評価

１週間のまとめ

スマホ時間
（減った）　（増えた）　（変わらない）
memo

パソコン時間
（減った）　（増えた）　（変わらない）
memo

テレビ時間
（減った）　（増えた）　（変わらない）
memo

ゲーム時間
（減った）　（増えた）　（変わらない）
memo

目の調子

2週目から視力検査は1日1回に。

左

月　　日（　　）検査時間 AM　：　／PM　：

朝	近視視力	右目		老眼視力	右目
		左目			左目
		両目			両目

夜	近視視力	右目		老眼視力	右目
		左目			左目
		両目			両目

目にいいこと
- ☐ 眼トレ
- ☐ ストレッチ
- ☐ アイケア

その他

目日記
スマホ	時間
パソコン	時間
テレビ	時間
ゲーム	時間

今日の評価

右

月　　日（　　）検査時間 AM　：　／PM　：

朝	近視視力	右目		老眼視力	右目
		左目			左目
		両目			両目

夜	近視視力	右目		老眼視力	右目
		左目			左目
		両目			両目

目にいいこと
- ☐ 眼トレ
- ☐ ストレッチ
- ☐ アイケア

その他

目日記
スマホ	時間
パソコン	時間
テレビ	時間
ゲーム	時間

今日の評価

左

月　日（　）検査時間 AM　：／PM　：

朝	近視視力	右目		老眼視力	右目	
		左目			左目	
		両目			両目	

夜	近視視力	右目		老眼視力	右目	
		左目			左目	
		両目			両目	

目にいいこと
- ☐ 眼トレ
- ☐ ストレッチ
- ☐ アイケア

その他

目日記
- スマホ　　時間
- パソコン　時間
- テレビ　　時間
- ゲーム　　時間

今日の評価

右

月　日（　）検査時間 AM　：／PM　：

朝	近視視力	右目		老眼視力	右目	
		左目			左目	
		両目			両目	

夜	近視視力	右目		老眼視力	右目	
		左目			左目	
		両目			両目	

目にいいこと
- ☐ 眼トレ
- ☐ ストレッチ
- ☐ アイケア

その他

目日記
- スマホ　　時間
- パソコン　時間
- テレビ　　時間
- ゲーム　　時間

今日の評価

31

2nd WEEK

左

月　日（　）　検査時間　AM　：　／PM　：

朝
- 近視視力：右目／左目／両目
- 老眼視力：右目／左目／両目

夜
- 近視視力：右目／左目／両目
- 老眼視力：右目／左目／両目

目にいいこと
- □ 眼トレ
- □ ストレッチ
- □ アイケア

その他

目日記
- スマホ　　時間
- パソコン　時間
- テレビ　　時間
- ゲーム　　時間

今日の評価

右

月　日（　）　検査時間　AM　：　／PM　：

朝
- 近視視力：右目／左目／両目
- 老眼視力：右目／左目／両目

夜
- 近視視力：右目／左目／両目
- 老眼視力：右目／左目／両目

目にいいこと
- □ 眼トレ
- □ ストレッチ
- □ アイケア

その他

目日記
- スマホ　　時間
- パソコン　時間
- テレビ　　時間
- ゲーム　　時間

今日の評価

32

月　　日（　）　検査時間 AM　：　／PM　：

	近視視力		老眼視力	
朝	右目		右目	
	左目		左目	
	両目		両目	
夜	近視視力 右目		老眼視力 右目	
	左目		左目	
	両目		両目	

目にいいこと

☐ 眼トレ　│　その他

☐ ストレッチ　│

☐ アイケア　│

目日日記

スマホ	＿＿＿ 時間
パソコン	＿＿＿ 時間
テレビ	＿＿＿ 時間
ゲーム	＿＿＿ 時間

今日の評価

１週間のまとめ

スマホ時間

（減った）　（増えた）　（変わらない）

memo

パソコン時間

（減った）　（増えた）　（変わらない）

memo

テレビ時間

（減った）　（増えた）　（変わらない）

memo

ゲーム時間

（減った）　（増えた）　（変わらない）

memo

目の調子

左側

月　　日（　　）検査時間
AM　：　／PM　：

朝

近視視力	右目
	左目
	両目

老眼視力	右目
	左目
	両目

夜

近視視力	右目
	左目
	両目

老眼視力	右目
	左目
	両目

目にいいこと

- ☐ 眼トレ
- ☐ ストレッチ
- ☐ アイケア

その他

目日記

スマホ	時間
パソコン	時間
テレビ	時間
ゲーム	時間

今日の評価

右側

月　　日（　　）検査時間
AM　：　／PM　：

朝

近視視力	右目
	左目
	両目

老眼視力	右目
	左目
	両目

夜

近視視力	右目
	左目
	両目

老眼視力	右目
	左目
	両目

目にいいこと

- ☐ 眼トレ
- ☐ ストレッチ
- ☐ アイケア

その他

目日記

スマホ	時間
パソコン	時間
テレビ	時間
ゲーム	時間

今日の評価

左

月　日（　）検査時間　AM　：　／PM　：

朝
- 近視視力：右目 ／ 左目 ／ 両目
- 老眼視力：右目 ／ 左目 ／ 両目

夜
- 近視視力：右目 ／ 左目 ／ 両目
- 老眼視力：右目 ／ 左目 ／ 両目

目にいいこと
- ☐ 眼トレ
- ☐ ストレッチ
- ☐ アイケア

その他

目日記
- スマホ　　時間
- パソコン　時間
- テレビ　　時間
- ゲーム　　時間

今日の評価

右

月　日（　）検査時間　AM　：　／PM　：

朝
- 近視視力：右目 ／ 左目 ／ 両目
- 老眼視力：右目 ／ 左目 ／ 両目

夜
- 近視視力：右目 ／ 左目 ／ 両目
- 老眼視力：右目 ／ 左目 ／ 両目

目にいいこと
- ☐ 眼トレ
- ☐ ストレッチ
- ☐ アイケア

その他

目日記
- スマホ　　時間
- パソコン　時間
- テレビ　　時間
- ゲーム　　時間

今日の評価

左側

月　　日（　　）　検査時間
AM　：　／PM　：

朝	近視視力	右目
		左目
		両目
	老眼視力	右目
		左目
		両目

夜	近視視力	右目
		左目
		両目
	老眼視力	右目
		左目
		両目

目にいいこと
- ☐ 眼トレ
- ☐ ストレッチ
- ☐ アイケア

その他

目日記
- スマホ　　　時間
- パソコン　　時間
- テレビ　　　時間
- ゲーム　　　時間

今日の評価

右側

月　　日（　　）　検査時間
AM　：　／PM　：

朝	近視視力	右目
		左目
		両目
	老眼視力	右目
		左目
		両目

夜	近視視力	右目
		左目
		両目
	老眼視力	右目
		左目
		両目

目にいいこと
- ☐ 眼トレ
- ☐ ストレッチ
- ☐ アイケア

その他

目日記
- スマホ　　　時間
- パソコン　　時間
- テレビ　　　時間
- ゲーム　　　時間

今日の評価

月　　日（　　）検査時間
AM　：　／PM　：

朝

近視視力	右目	老眼視力	右目
	左目		左目
	両目		両目

夜

近視視力	右目	老眼視力	右目
	左目		左目
	両目		両目

目にいいこと

- ☐ 眼トレ
- ☐ ストレッチ
- ☐ アイケア

その他

目日日記

スマホ	時間
パソコン	時間
テレビ	時間
ゲーム	時間

今日の評価

1 週 間 の ま と め

スマホ時間
(減った)　(増えた)　(変わらない)
memo

パソコン時間
(減った)　(増えた)　(変わらない)
memo

テレビ時間
(減った)　(増えた)　(変わらない)
memo

ゲーム時間
(減った)　(増えた)　(変わらない)
memo

目 の 調 子

37

4th WEEK

左ページ

月　日（　）　検査時間
AM　：　／PM　：

朝

近視視力	右目	老眼視力	右目
	左目		左目
	両目		両目

夜

近視視力	右目	老眼視力	右目
	左目		左目
	両目		両目

目にいいこと
- □ 眼トレ
- □ ストレッチ
- □ アイケア

その他

目日日記
- スマホ　　時間
- パソコン　時間
- テレビ　　時間
- ゲーム　　時間

今日の評価

右ページ

月　日（　）　検査時間
AM　：　／PM　：

朝

近視視力	右目	老眼視力	右目
	左目		左目
	両目		両目

夜

近視視力	右目	老眼視力	右目
	左目		左目
	両目		両目

目にいいこと
- □ 眼トレ
- □ ストレッチ
- □ アイケア

その他

目日日記
- スマホ　　時間
- パソコン　時間
- テレビ　　時間
- ゲーム　　時間

今日の評価

	検査時間				検査時間		
月　日（　）AM　：　／PM　：				月　日（　）AM　：　／PM　：			

左ページ

月　日（　）　検査時間　AM　：　／PM　：

朝
- 近視視力：右目 ／ 左目 ／ 両目
- 老眼視力：右目 ／ 左目 ／ 両目

夜
- 近視視力：右目 ／ 左目 ／ 両目
- 老眼視力：右目 ／ 左目 ／ 両目

目にいいこと
- □ 眼トレ
- □ ストレッチ
- □ アイケア
- その他

目日日記
- スマホ　　時間
- パソコン　時間
- テレビ　　時間
- ゲーム　　時間

今日の評価

右ページ

月　日（　）　検査時間　AM　：　／PM　：

朝
- 近視視力：右目 ／ 左目 ／ 両目
- 老眼視力：右目 ／ 左目 ／ 両目

夜
- 近視視力：右目 ／ 左目 ／ 両目
- 老眼視力：右目 ／ 左目 ／ 両目

目にいいこと
- □ 眼トレ
- □ ストレッチ
- □ アイケア
- その他

目日日記
- スマホ　　時間
- パソコン　時間
- テレビ　　時間
- ゲーム　　時間

今日の評価

4th WEEK

左ページ

月　日（　）検査時間　AM　：　／PM　：

| 朝 | 近視視力 | 右目 | 左目 | 両目 | 老眼視力 | 右目 | 左目 | 両目 |

| 夜 | 近視視力 | 右目 | 左目 | 両目 | 老眼視力 | 右目 | 左目 | 両目 |

目にいいこと
- □ 眼トレ
- □ ストレッチ
- □ アイケア

その他

目日記
- スマホ　　　時間
- パソコン　　時間
- テレビ　　　時間
- ゲーム　　　時間

今日の評価

右ページ

月　日（　）検査時間　AM　：　／PM　：

| 朝 | 近視視力 | 右目 | 左目 | 両目 | 老眼視力 | 右目 | 左目 | 両目 |

| 夜 | 近視視力 | 右目 | 左目 | 両目 | 老眼視力 | 右目 | 左目 | 両目 |

目にいいこと
- □ 眼トレ
- □ ストレッチ
- □ アイケア

その他

目日記
- スマホ　　　時間
- パソコン　　時間
- テレビ　　　時間
- ゲーム　　　時間

今日の評価

月　　　日（　　）　検査時間
AM　　：　　／PM　　：

朝

近視視力		老眼視力	
右目		右目	
左目		左目	
両目		両目	

夜

近視視力		老眼視力	
右目		右目	
左目		左目	
両目		両目	

目にいいこと

☐ 眼トレ　　その他
☐ ストレッチ
☐ アイケア

目日日記

スマホ	時間
パソコン	時間
テレビ	時間
ゲーム	時間

今日の評価

１週間のまとめ

スマホ時間

(減った)　(増えた)　(変わらない)
memo

パソコン時間

(減った)　(増えた)　(変わらない)
memo

テレビ時間

(減った)　(増えた)　(変わらない)
memo

ゲーム時間

(減った)　(増えた)　(変わらない)
memo

目の調子

左側

月　　日（　　）検査時間　AM　：　／PM　：

（朝） 近視視力	右目	老眼視力	右目
	左目		左目
	両目		両目

（夜） 近視視力	右目	老眼視力	右目
	左目		左目
	両目		両目

目にいいこと
- ☐ 眼トレ
- ☐ ストレッチ
- ☐ アイケア

その他

目日記
- スマホ　　　時間
- パソコン　　時間
- テレビ　　　時間
- ゲーム　　　時間

今日の評価

右側

月　　日（　　）検査時間　AM　：　／PM　：

（朝） 近視視力	右目	老眼視力	右目
	左目		左目
	両目		両目

（夜） 近視視力	右目	老眼視力	右目
	左目		左目
	両目		両目

目にいいこと
- ☐ 眼トレ
- ☐ ストレッチ
- ☐ アイケア

その他

目日記
- スマホ　　　時間
- パソコン　　時間
- テレビ　　　時間
- ゲーム　　　時間

今日の評価

月　　日（　　）検査時間 AM　：　／PM　：

朝

近視視力
右目
左目
両目

老眼視力
右目
左目
両目

夜

近視視力
右目
左目
両目

老眼視力
右目
左目
両目

目にいいこと
☐ 眼トレ
☐ ストレッチ
☐ アイケア
その他

目日日記
スマホ　　時間
パソコン　　時間
テレビ　　時間
ゲーム　　時間

今日の評価

月　　日（　　）検査時間 AM　：　／PM　：

朝

近視視力
右目
左目
両目

老眼視力
右目
左目
両目

夜

近視視力
右目
左目
両目

老眼視力
右目
左目
両目

目にいいこと
☐ 眼トレ
☐ ストレッチ
☐ アイケア
その他

目日日記
スマホ　　時間
パソコン　　時間
テレビ　　時間
ゲーム　　時間

今日の評価

5th WEEK

月　日（　）	検査時間 AM　:　／PM　:		
朝	近視視力	右目 / 左目 / 両目	
	老眼視力	右目 / 左目 / 両目	
夜	近視視力	右目 / 左目 / 両目	
	老眼視力	右目 / 左目 / 両目	
目にいいこと	□ 眼トレ □ ストレッチ □ アイケア	その他	
目日記	スマホ　時間 パソコン　時間 テレビ　時間 ゲーム　時間		
今日の評価			

月　日（　）	検査時間 AM　:　／PM　:		
朝	近視視力	右目 / 左目 / 両目	
	老眼視力	右目 / 左目 / 両目	
夜	近視視力	右目 / 左目 / 両目	
	老眼視力	右目 / 左目 / 両目	
目にいいこと	□ 眼トレ □ ストレッチ □ アイケア	その他	
目日記	スマホ　時間 パソコン　時間 テレビ　時間 ゲーム　時間		
今日の評価			

検査時間

　　月　　日（　　）AM　　：　　／PM　　：

（朝）

近視視力		老眼視力	
右目		右目	
左目		左目	
両目		両目	

（夜）

近視視力		老眼視力	
右目		右目	
左目		左目	
両目		両目	

目にいいこと

- ☐ 眼トレ
- ☐ ストレッチ
- ☐ アイケア

その他

目日記

スマホ	時間
パソコン	時間
テレビ	時間
ゲーム	時間

今日の評価

１週間のまとめ

スマホ時間

（減った）　（増えた）　（変わらない）

memo

パソコン時間

（減った）　（増えた）　（変わらない）

memo

テレビ時間

（減った）　（増えた）　（変わらない）

memo

ゲーム時間

（減った）　（増えた）　（変わらない）

memo

目の調子

左ページ

月　日（　）検査時間 AM　：　／PM　：

朝

近視視力	右目 _____
	左目 _____
	両目 _____

老眼視力	右目 _____
	左目 _____
	両目 _____

夜

近視視力	右目 _____
	左目 _____
	両目 _____

老眼視力	右目 _____
	左目 _____
	両目 _____

目にいいこと

☐ 眼トレ
☐ ストレッチ
☐ アイケア

その他

目日記

スマホ　　　時間
パソコン　　時間
テレビ　　　時間
ゲーム　　　時間

今日の評価

右ページ

月　日（　）検査時間 AM　：　／PM　：

朝

近視視力	右目 _____
	左目 _____
	両目 _____

老眼視力	右目 _____
	左目 _____
	両目 _____

夜

近視視力	右目 _____
	左目 _____
	両目 _____

老眼視力	右目 _____
	左目 _____
	両目 _____

目にいいこと

☐ 眼トレ
☐ ストレッチ
☐ アイケア

その他

目日記

スマホ　　　時間
パソコン　　時間
テレビ　　　時間
ゲーム　　　時間

今日の評価

左

月　日（　）　検査時間 AM　：　／PM　：

（朝）
近視視力　右目　左目　両目
老眼視力　右目　左目　両目

（夜）
近視視力　右目　左目　両目
老眼視力　右目　左目　両目

目にいいこと
☐ 眼トレ
☐ ストレッチ
☐ アイケア
その他

目目記
スマホ　　時間
パソコン　時間
テレビ　　時間
ゲーム　　時間

今日の評価

右

月　日（　）　検査時間 AM　：　／PM　：

（朝）
近視視力　右目　左目　両目
老眼視力　右目　左目　両目

（夜）
近視視力　右目　左目　両目
老眼視力　右目　左目　両目

目にいいこと
☐ 眼トレ
☐ ストレッチ
☐ アイケア
その他

目目記
スマホ　　時間
パソコン　時間
テレビ　　時間
ゲーム　　時間

今日の評価

6th WEEK

左

月　日（　）検査時間 AM　：／PM　：

（朝）
近視視力　右目／左目／両目
老眼視力　右目／左目／両目

（夜）
近視視力　右目／左目／両目
老眼視力　右目／左目／両目

目にいいこと
- □ 眼トレ
- □ ストレッチ
- □ アイケア

その他

目日記
- スマホ　　時間
- パソコン　時間
- テレビ　　時間
- ゲーム　　時間

今日の評価

右

月　日（　）検査時間 AM　：／PM　：

（朝）
近視視力　右目／左目／両目
老眼視力　右目／左目／両目

（夜）
近視視力　右目／左目／両目
老眼視力　右目／左目／両目

目にいいこと
- □ 眼トレ
- □ ストレッチ
- □ アイケア

その他

目日記
- スマホ　　時間
- パソコン　時間
- テレビ　　時間
- ゲーム　　時間

今日の評価

48

月　日（　）検査時間 AM　：　／PM　：

朝

近視視力		老眼視力	
右目		右目	
左目		左目	
両目		両目	

夜

近視視力		老眼視力	
右目		右目	
左目		左目	
両目		両目	

目にいいこと

☐ 眼トレ ＿＿＿＿　その他
☐ ストレッチ ＿＿＿
☐ アイケア

目日記

スマホ　　時間
パソコン　時間
テレビ　　時間
ゲーム　　時間

今日の評価

1週間のまとめ

スマホ時間
減った　増えた　変わらない
memo

パソコン時間
減った　増えた　変わらない
memo

テレビ時間
減った　増えた　変わらない
memo

ゲーム時間
減った　増えた　変わらない
memo

目の調子

眼科専門医が考案！
ピント調節力と脳内視力を養う1日1分眼トレ

美しい写真を眺めて目と脳に働きかける簡単トレーニング。
2週間終えたら、1日目から繰り返し行ってください。

眺めて感じて、ピント調節力と脳内視力を鍛える

目から入った情報は脳に届けられ映像として認識されますが、その情報は意外にあいまいなため、脳で"見える"ように補っています。これが「脳内視力」で、現代人は脳が処理する情報量が多過ぎて、常に大きな負荷がかかっています。

また、目のピント調節には毛様体筋を使いますが、それをコントロールしているのは自律神経です。自律神経には2つあり、遠くを見るときは交感神経が、近くを見るときは副交感神経が優位になり

ます。人の体は交感神経が優位になると活動的になり、副交感神経が優位になるとリラックスしますが、近くを見るときにデジタルデバイスなどの光を見つめると脳や体は活動的になり、交感神経が優位になろうとして目と脳のアンバランスな状態が長く続いてしまいます。

このトレーニングでは、色彩豊かな美しい写真を眺めて目と脳に働きかけ、バランスを整えながら、目の疲れを癒してピント調節力と脳内視力を養います。

眼トレのポイント

\ Point /
明るい場所で
本を40cm離して眺める

手を伸ばし、40cmほど離して本を持って眺めます。自然光や照明が照らす明るい室内、天気のいい屋外で行うのが理想です。

\ Point /
1日1枚1分行う

1分を目安に何度か繰り返し行ってみましょう。眺めて気持ちいい写真があれば、疲れない範囲で長めに続けても OK です。

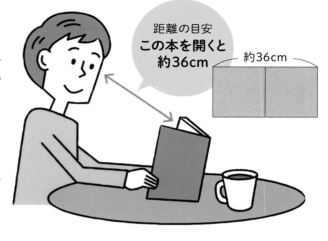

距離の目安
この本を開くと
約36cm

約36cm

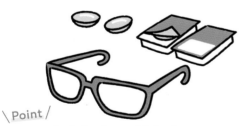

\ Point /
コンタクトやメガネを
したままでOK

見えづらさを感じると効果を得られないので、コンタクトレンズやメガネをしている人は、つけたままでチャレンジしてください。

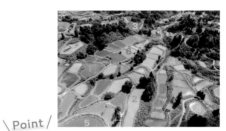

\ Point /
写真を眺めながら
目だけ動かす

顔や頭を動かさずに写真全体を眺め、目だけ動かして行ってください。目の筋肉をほぐし、ピント調節のトレーニングにも。

1週目の
ポイント

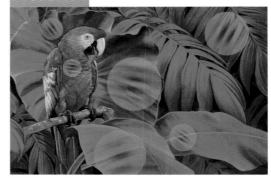

オウムや葉っぱに隠れているガボールパッチや縞模様を探しましょう。数を数えるのではなく、写真全体をよく見て斜め線を見つめて。

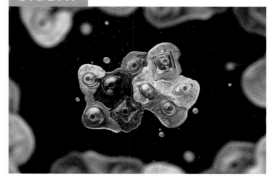

2nd DAY

たくさん並んだキャラの中に、視線が異なる子が3匹います。目を動かして、1匹ずつ視線の向きを確認していきましょう。

3rd DAY

周囲のボケの効果で奥行きを感じることができます。カラフルでどことなく神秘的なイメージもあり、眺めるだけでリラックス。

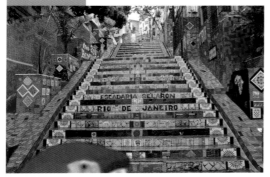

4th DAY

手前のボケた生き物の向こうに、奥行きを感じられる階段があります。カラフルで賑やかな階段を隅々まで観察してください。

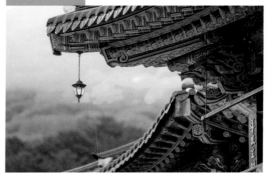

5th DAY

色彩豊かな建物の模様1つ1つを、目を動かしながらじっくり観察してみましょう。ボケた背景の風景を想像するとリラックス効果も。

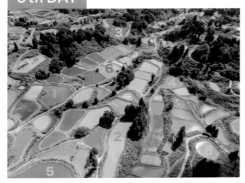

6th DAY

上から見る棚田。同じ緑でも光の当たり方で全く違うように見えます。そんな色を感じながら数字を「1」から「9」まで目で追いましょう。

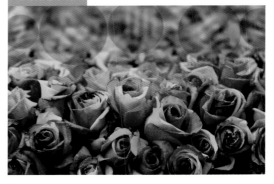

7th DAY

反対色が魅せる美しい色合い。色の違いを感じながら観察しましょう。ガボールパッチの縞模様もあるので、じっくり眺めてください。

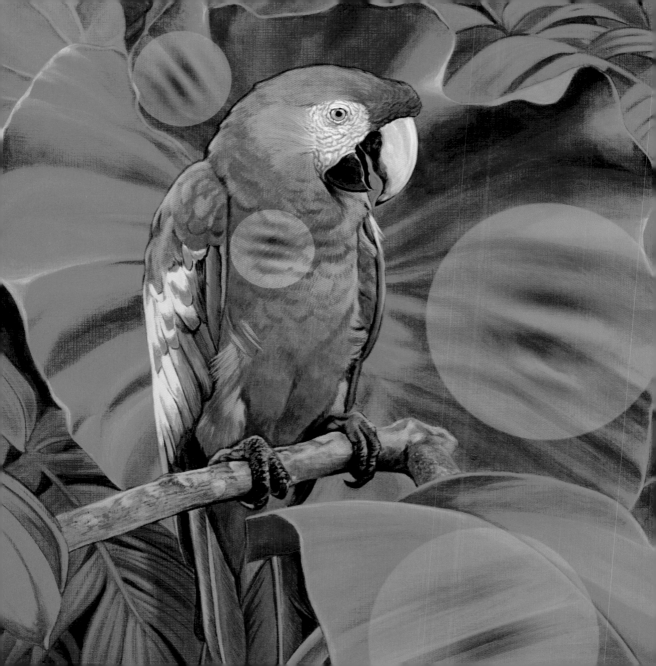

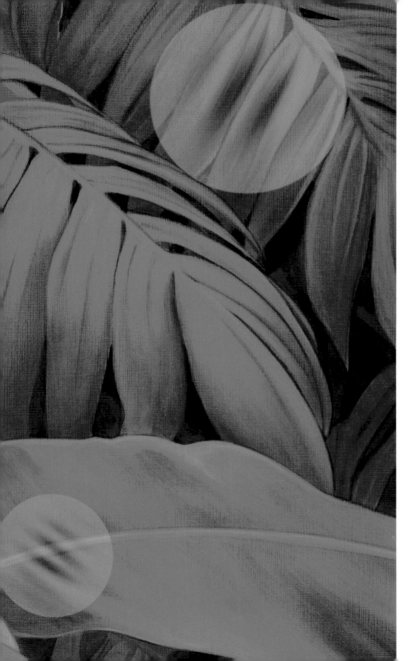

ガボールパッチだけでなく、鮮やかな色彩にも注目。例えば、緑は目を休めて癒してくれる色。眺めるだけでリラックス効果も。また、赤色とのコントラストは色に対する感度を高めます。

[**ガボールパッチとは**]

魚眼レンズのような円の中にあるぼやけた縞模様が「ガボールパッチ」。このぼやけた縞模様を見ようとすると、目だけでは判断できない部分を脳がカバーしようと視覚野が刺激されます。続けることで目から脳への情報伝達効率が高まり、ぼやけたものがはっきり見えるようになるのです。ガボールパッチは本来白黒ですが、光の干渉波の縞模様と同じ。外界にはこのような縞模様が溢れています。

55

ぱっと見、同じに見えるキャラの中から、黒目の向きが異なるキャラを探します。こうした紛らわしい視覚情報から適切な情報を抜き取るトレーニングは、目と脳の両方に効果的。ページ全体を見るように、目をたくさん動かして行うと毛様体筋のストレッチにも。

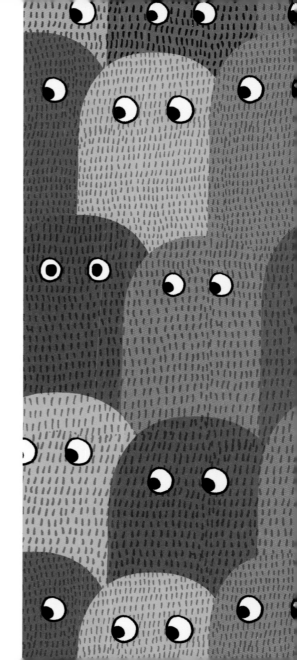

（答えは P.107 へ）

m e m o

人間は目でコミュニケーションを取りますが、野生では目の動きが命取りになることも。野生動物が白目が少なく黒目が大きいのには、こんな理由があるのです。

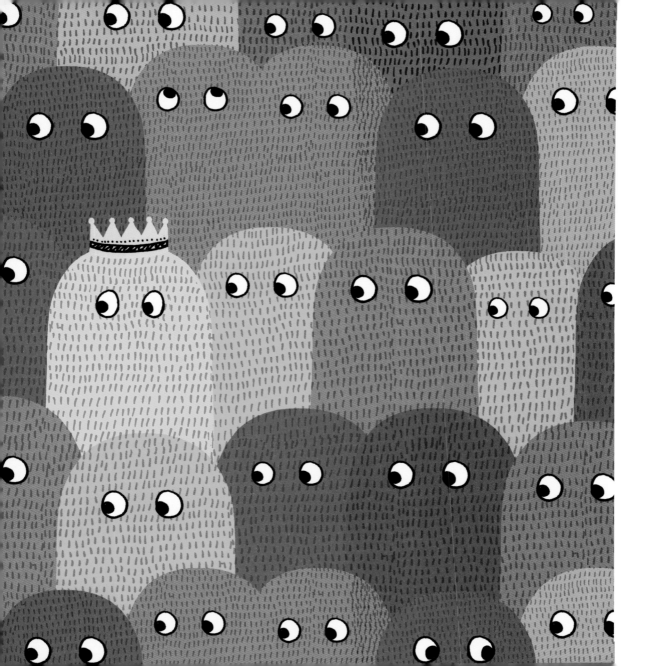

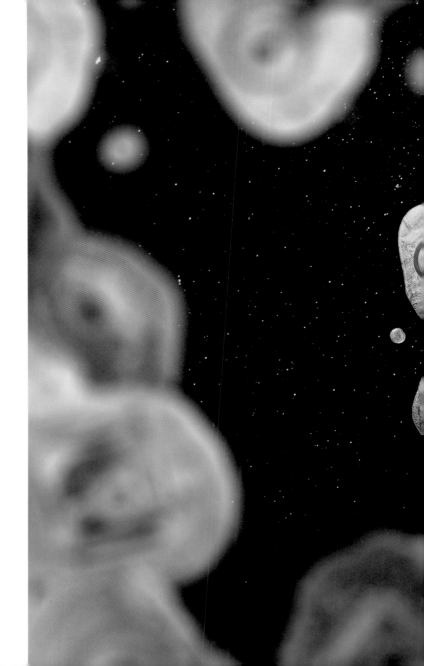

3rd DAY

周りのボケた部分を視野に入れながら、中心のくっきりした物体を見つめてください。奥行きを感じられる写真は、目の周りの筋肉の緊張をほぐします。また、ボケた部分とくっきりした部分を交互に見ることで、ピント調節のトレーニングにもなります。

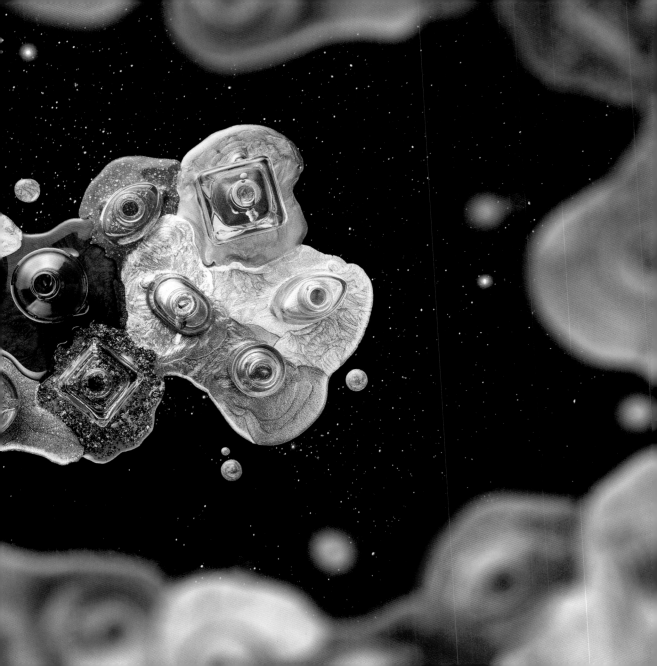

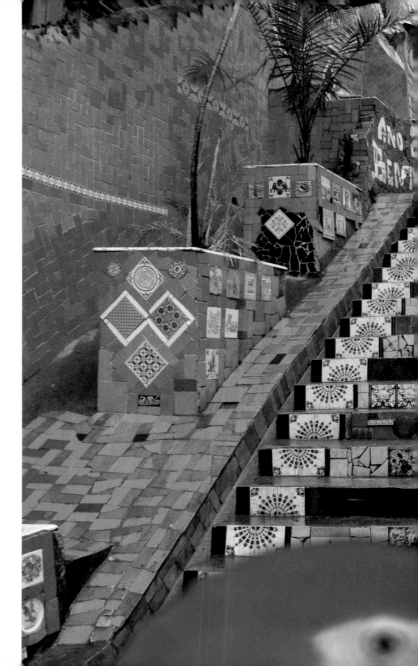

手前にボケた被写体を置くこと
で、階段の奥行きを感じることが
できる写真です。階段を上がった
先に何があるのか想像しながら、
階段1つ1つのカラフルな模様を
じっくりと観察してみましょう。

───────── **memo** ─────────

両脇の鮮やかな赤色は交感神経に
刺激を与える色。血液の循環を促
し、目の周りの血流もよくなるか
もしれません。

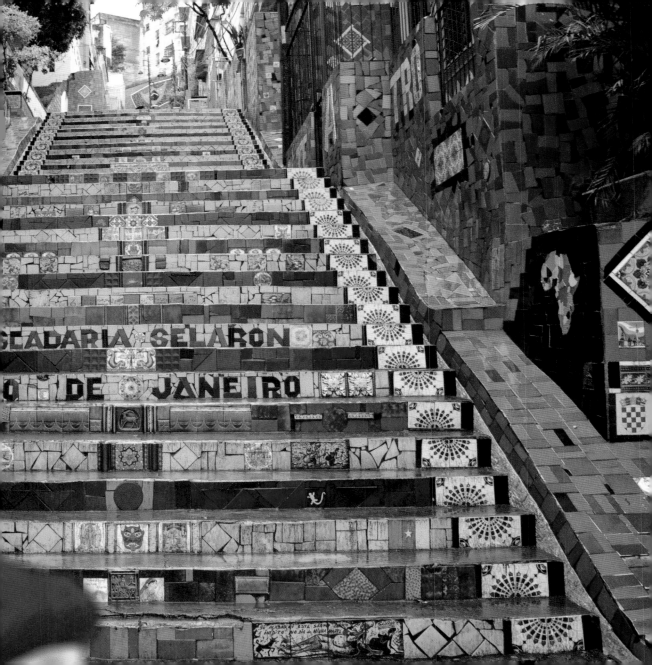

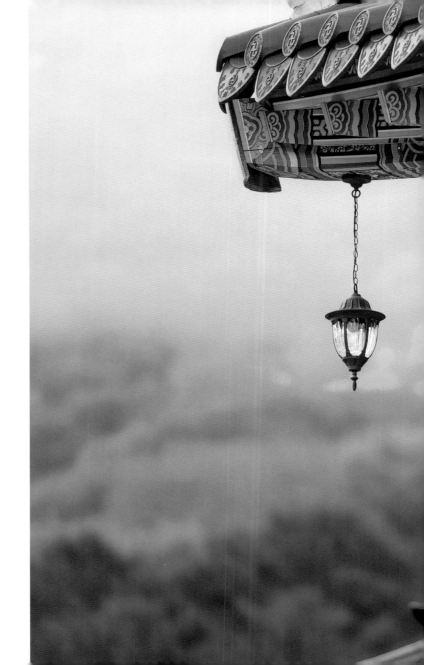

反対色で彩られた模様の色の違い
を意識して見つめることで、色に
対する感度が高まります。端から
順に目をしっかり動かし、ときど
きボケた背景に視線を移すと、目
の疲れが癒されます。

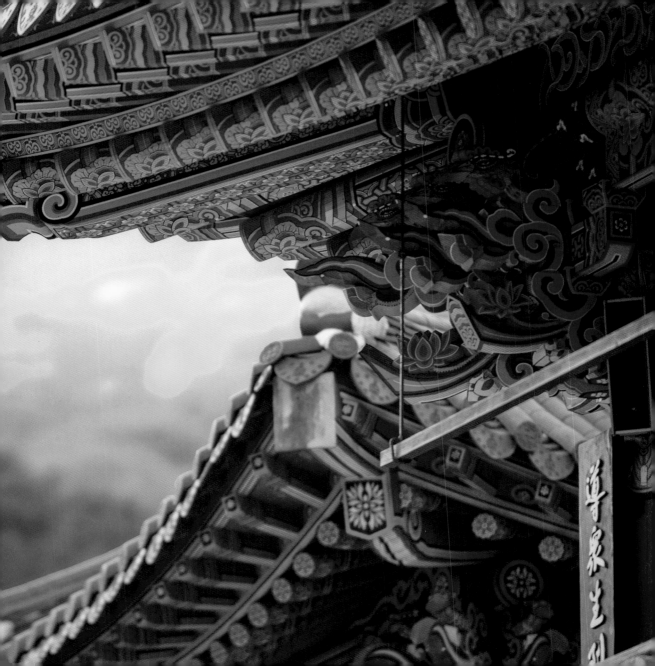

6th DAY

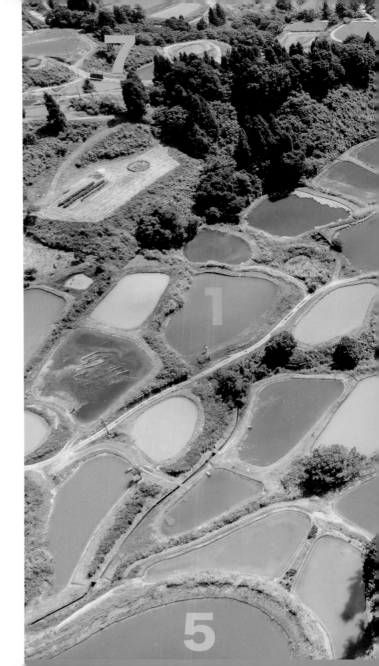

棚田の中に隠れている「1」から
「9」の数字を目で追いましょう。
自然界の光が織りなすグラデー
ションを感じながら見ることを意
識すると、集中力や記憶力がアッ
プします。

郵 便 は が き

105-0003

（受取人）
東京都港区西新橋2-23-1
3東洋海事ビル
（株）アスコム

視力悪化が気になる人へ
眼科専門医と考えた
「測るだけ眼トレ」ブック 　読者　係

本書をお買いあげ頂き、誠にありがとうございました。お手数ですが、今後の
出版の参考のため各項目にご記入のうえ、弊社までご返送ください。

お名前	男・女	才

ご住所　〒

Tel	E-mail

この本の満足度は何％ですか？	％

今後、著者や新刊に関する情報、新企画へのアンケート、セミナーのご案内などを
郵送またはE-mailにて送付させていただいてもよろしいでしょうか？
　　　　　　　　　　　　　　　　　□はい　　□いいえ

返送いただいた方の中から**抽選で5名**の方に
図書カード5000円分をプレゼントさせていただきます。

●本書へのご意見・ご感想をお聞かせください。

ご協力ありがとうございました

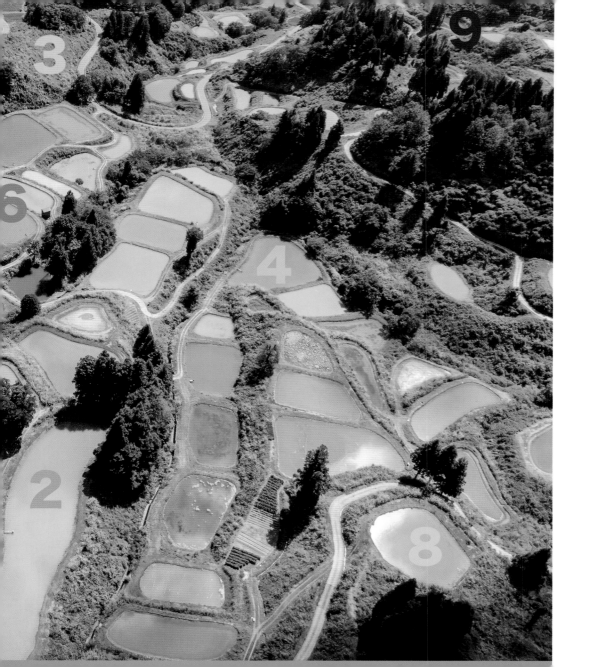

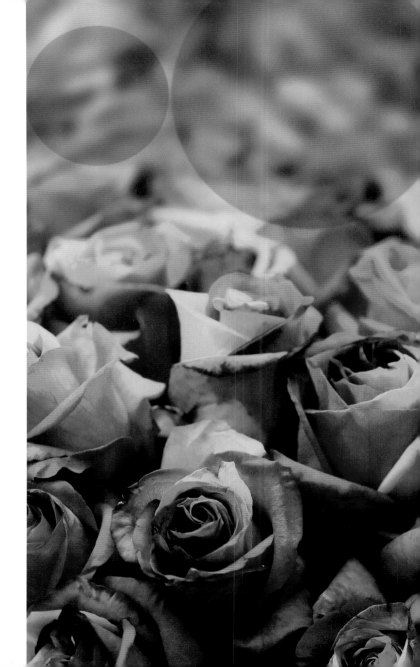

色の違いを感じながら、ガボール
パッチのぼやけた縞模様を眺める
とともに、ボケたバラの形を想像
してみましょう。ガボールと手前
のくっきりとしたバラを交互に見つ
めたり、手前のバラの花びら1枚1
枚を観察したりしてみましょう。

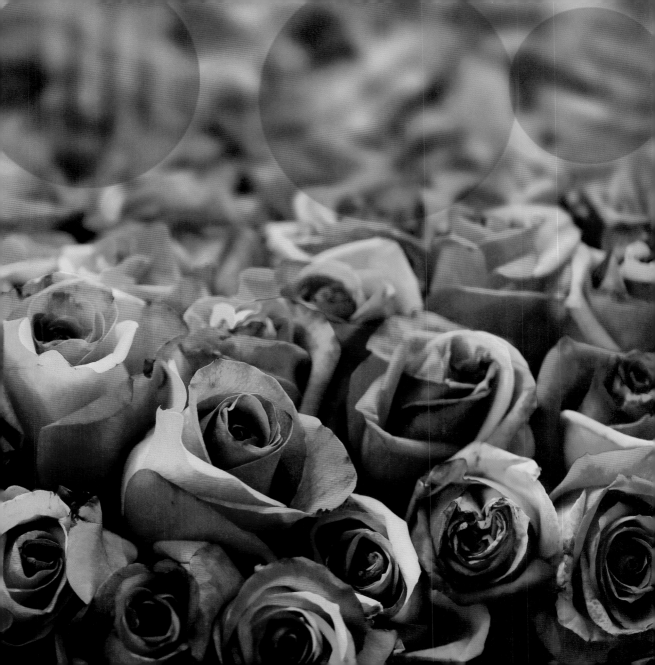

[スキマ時間にやると効果アップ！]
目のコリをほぐす簡単ストレッチ

ブルブルくん
と一緒に
チャレンジ！

動画でCHECK！

ゆっくり動かす指を目で追い、
視線をなめらかに動かす運動です。
いつでもどこでもできるので、
目のコリを感じたときに
行いましょう。

遠近スライドストレッチ 5回

**目の筋肉と水晶体をほぐし、
ピント調節力を高めます。**

❶ 親指を立てて手をにぎり、顔から10㎝
離して親指の爪を1秒間凝視します。

❷ そのまま腕をまっすぐ伸ばし、親指の爪
を1秒間凝視します。

❸ ❷の親指から視線を外し、2m以上先の
対象物を1秒間凝視します。

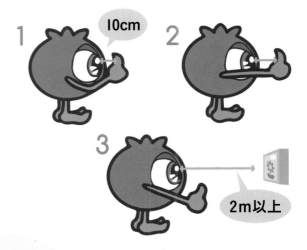

10cm

1

2

3

2m以上

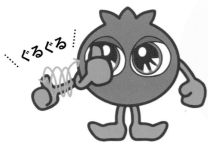

ぐるぐる

親指うず巻きストレッチ 5回

眼球を支える筋肉と目の中の筋肉をほぐします。

❶ 親指を立てて腕をまっすぐ伸ばし、親指の爪を見つめます。

❷ 爪を見つめながら、手を顔より大きく回し、円を描きなが
ら顔に近づけます。

❸ 鼻先まできたらそのまま爪を見つめ、逆回しで円を描きな
がら、指を遠ざけます。

8点ぐるぐるストレッチ 2回

**ふだん焦点を合わせない場所を
凝視することで、筋肉の動きがスムーズに。**

① 腕を伸ばし、人差し指を顔の正面に立て、
顔を正面に向けます。

② 伸ばした指先を見つめながら、①の位置に
指をゆっくりスライドさせます。目だけで
指を追い、見えなくなるギリギリのところ
で止めて1秒間凝視します。

③ 同様に、②の位置に指先をゆっくりスライ
ドさせて1秒間凝視します。

④ ②と③と同様に、③→④、⑤→⑥、⑦→⑧
の順に行います。

**目で指先を
追うよ！**

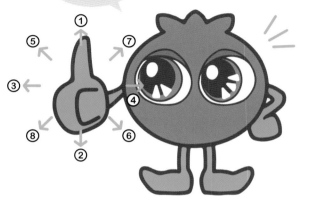

ペン先を見る

1

2

ペン差しストレッチ 20回

**目の中の筋肉をほぐし、
水晶体の柔軟性を高めます。**

① 右手でペンのキャップを持って胸より低い
位置に、左手でペン本体を持って頭より高
い位置に上げます。1度まばたきをしてか
ら、ペン先を両目で見つめます。

② ペン先を見つめながら、ペン本体をゆっく
り（5秒ほどかけて）キャップめがけて動か
し、キャップに差して1度まばたきをします。

[スキマ時間にやると効果アップ！]

疲れをリセットする
お手軽アイケア

ブルブルくんと一緒に実践！

デスクワークの合間や
スマホやゲームのやり過ぎで
目が疲れているときに。
眼トレの前後や就寝前にも
おすすめです。

(ギュッとしてパッ！ まばたき)

**目の周囲の筋肉をほぐし、
ドライアイを解消します。**

❶ 目に力を込めてギュッとつむり、2秒数えます。

❷ 次に目をパッと大きく開き、そのまま2秒間キープします。これを5回繰り返します。

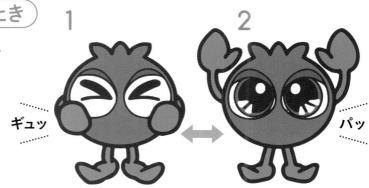

1　ギュッ

2　パッ

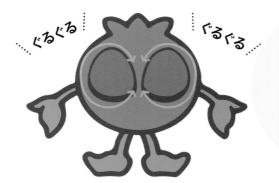

ぐるぐる　ぐるぐる

(眼球ぐるぐる運動)

**眼球の周りの筋肉をほぐし、
血行を促します。**

❶ 目を閉じ、眼球を右に左に疲れない程度にぐるぐる回して目を開けます。

70

パーミング

**目を温めてほぐし、
疲れを癒します。**

① 手のひらをこすり合わせて温め
ます。

② 手のひらを丸め、光が入らない
ように両目を覆います（押さえ
つけないこと）。

③ そのまま、目をゆっくり開けた
り閉じたりします。これを 30
秒間繰り返します。

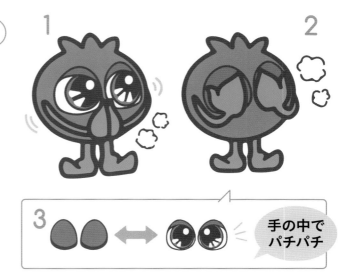

手の中で
パチパチ

火傷に
注意だよ！

ホットアイタオル

**眼精疲労回復に。
寝る前にもおすすめです。**

① タオルを濡らしてしっかり絞り、電子レン
ジ（600W）で１分ほど温めます。※手で
触って熱過ぎる場合は少し冷まして。

② 目を閉じ、①のタオルをまぶたの上にのせ、
冷めるまでリラックス。

2週目の ポイント

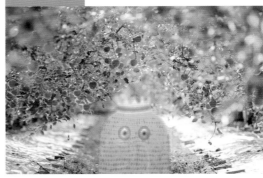

8th DAY

りんご畑に奇妙な生き物が。ピントの合ったりんご1つ1つを観察したり、写真全体を眺めたり、不思議な構図を楽しんでください。

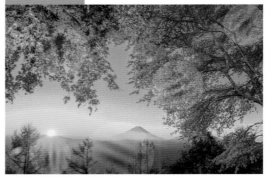

9th DAY

幻想的な夜空と雲海の写真。手前の少年は何を想っているのでしょうか？ 想像力を働かせて眺めることで、目も心も休まります。

10th DAY

太陽の光、生命の源である美しい夕日と燃えるような紅葉の共演。こんな景色にも、ガボールパッチの縞模様が隠れています。

11th DAY

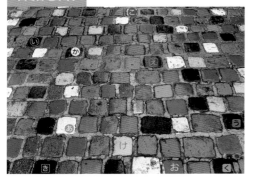

色鮮やかなタイル面を感じながら、ひらがなを「あ」から「こ」まで順に目で追いましょう。視線を飛ばすたびにピントを合わせてください。

12th DAY

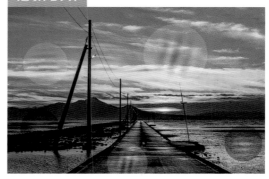

夕焼けに映える山、空のグラデーション、水面に映る景色。光が干渉し合って織りなす光の魔法を感じて。縞模様も隠れています。

13th DAY

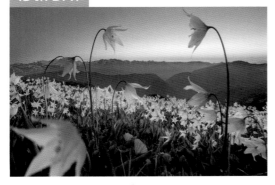

きれいなユリの群生と広大な山並み。手前のボケたユリが奥行きと広さを強調しています。清々しい景色を楽しんでください。

14th DAY

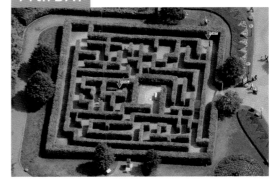

右上のSTARTから真ん中のGOALまで、目で道をたどりながら行う迷路。初めは目だけで、次は指でなぞりながらチャレンジ。

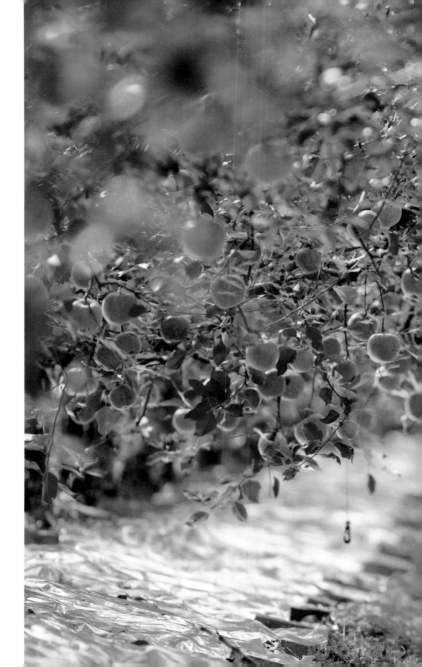

8th DAY

手前の木と生き物をぼやかすこと
で、奥行きを感じられる写真に
なっています。奥のたわわに実っ
たりんご1つ1つに視線を向け
て、形や色の違いを観察すること
で、目のストレッチになります。

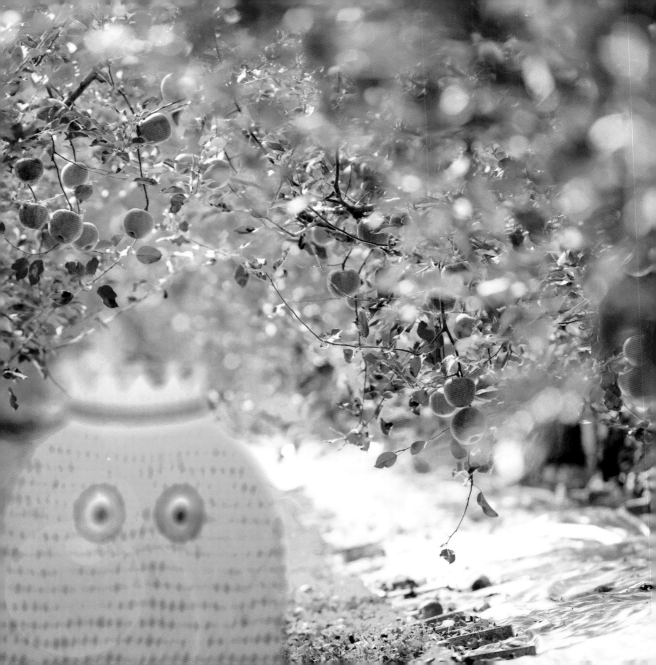

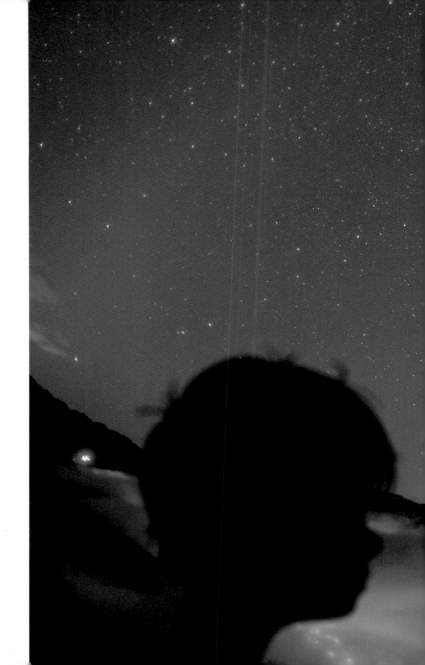

手前のボケた少年のシルエットで、奥行きと星空の広がりを感じることができます。光が強い星を端から目で追って星座を想像したり、光が弱い小さな星群の流れを見つめたり、目と脳を使って楽しんでください。実際に星空を眺めるのもおすすめです。

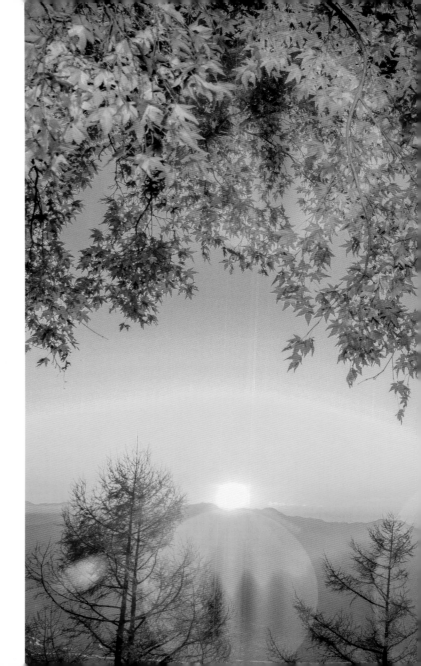

山間に沈む太陽が放つ美しい光の
筋。雲や山、真っ赤なもみじと光
が織りなす夕日ならではのグラ
デーション。ここにも、ガボール
パッチのような縞模様を感じるこ
とができます。ピントの合ってい
る鮮やかなもみじを見たあと、奥
の夕日にかすんだ風景に視線を移
して、隅々まで眺めましょう。

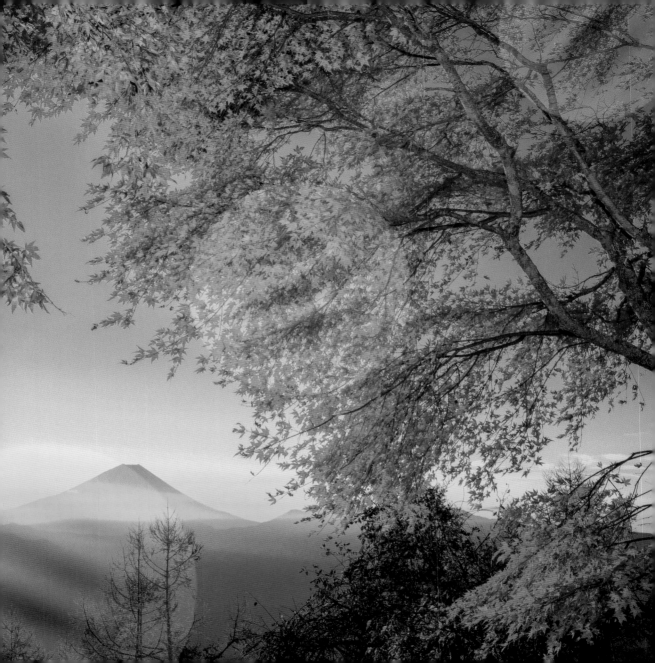

「あ」から「こ」まで順に視線を
あちこちに飛ばして目で追い、そ
の都度ピントを合わせることで、
毛様体筋を鍛えられます。同時に
カラフルなタイルの色を感じなが
ら行うと、色彩感覚を養うことが
できます。

memo

色彩という情報を目から正しく取
り入れるために、それぞれの色を
きちんと認識するように意識しな
がら見ることも大切です。

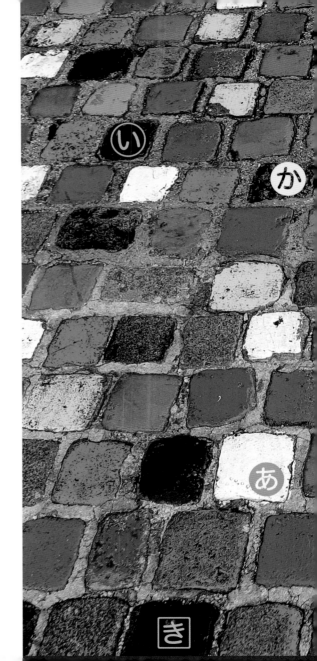

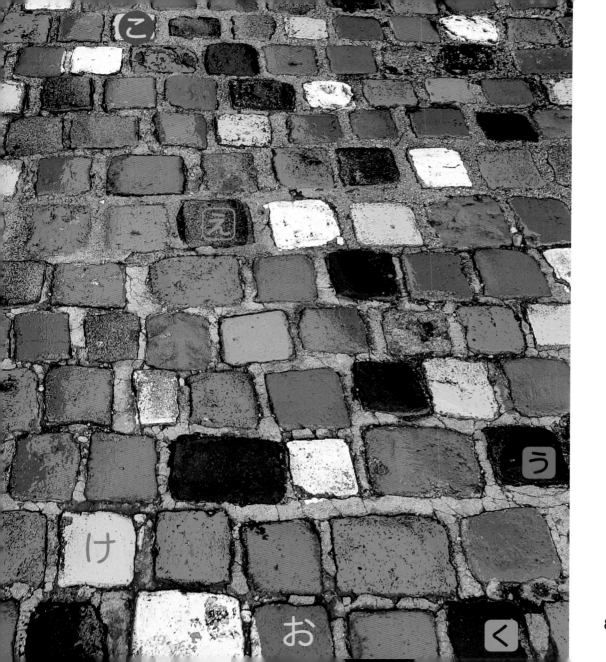

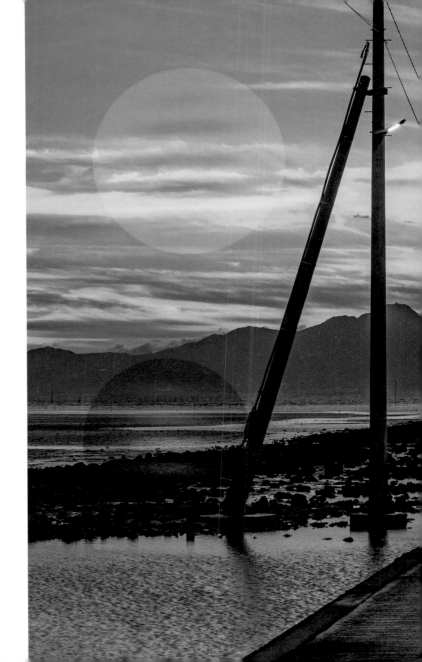

ガボールパッチのほかにも、雲や
水面、道路などに、よく見ると縞
模様がたくさん隠れています。そ
んな自然の光から生まれる、様々
なグラデーションが目を癒しま
す。さらに、近くと遠くを交互に
眺めると、毛様体筋のストレッチ
にもなります。

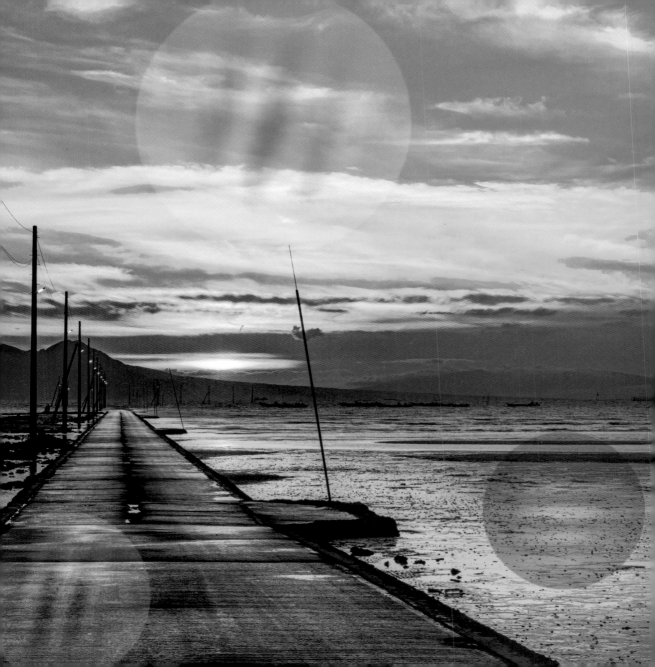

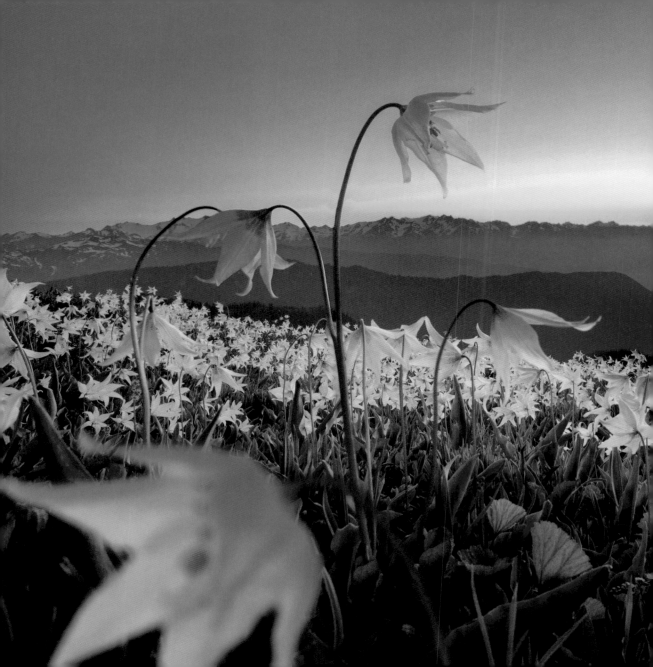

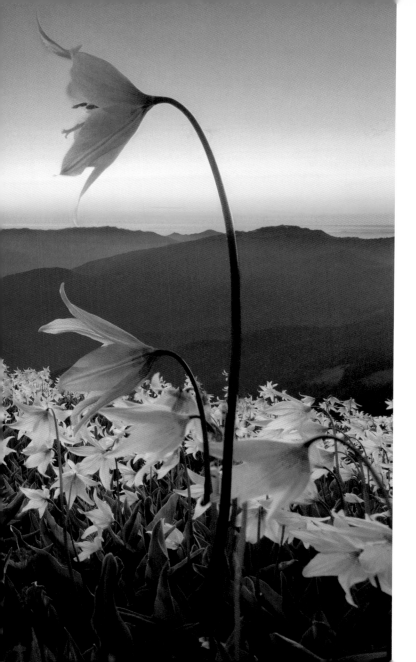

手前のぼやけたユリの効果で奥行きを感じられる写真です。手前と奥を交互に眺めたり、ピントの合っているユリの花の形を観察したり、山のシルエットを端から目でなぞったり。ボーッと眺めるだけで気分転換にもなります。

memo

壮大な景色や大自然に触れることは、目にとって大切なこと。実際に行けなくても、風景写真を眺めて擬似体験するだけでも効果的。リラックスした気分になれれば、ホルモンバランスが整い、目も脳も活性化されます。

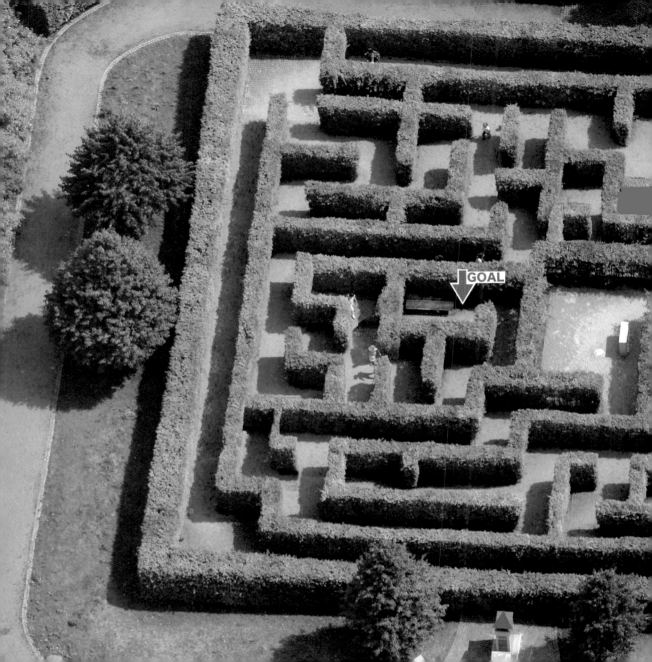

GOAL

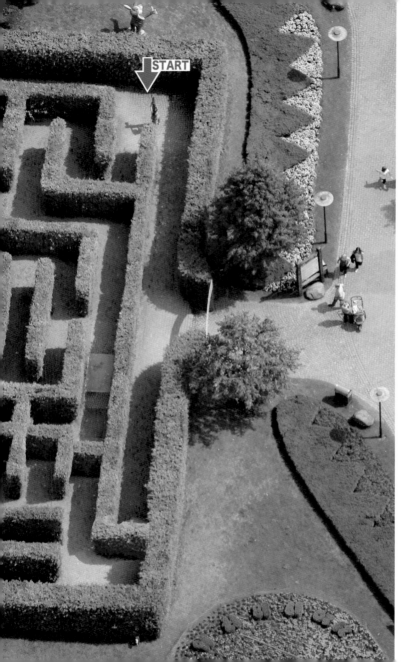

START

STARTからGOALまで、ルート
を考えながら視線を動かすこと
で、目のピントを調節しながら同
時に脳にも刺激を与えてくれま
す。ルートが見えてしまっても視
線を飛ばさず、まずはGOALま
でゆっくり目でたどっていきま
しょう。2回目は指でなぞりなが
ら。指先を目で追いかけてみる
と、また違った目の動き（追従運
動）ができます。
（答えは P.107 へ）

■ m e m o

行ったり戻ったりするのも目のス
トレッチに効果的。迷って考える
ことは、脳への刺激にもなります。

[脳も一緒に鍛えよう！]
ゲーム感覚でできる
プチトレ

基本は見るだけですが
数や順番、組み合わせを
考えながら目で追ったり、
色の違いを感じたりする
ことで脳トレにも。

仲間探しトレーニング

同じ表情を見分けて数えていくと、視空間認知のトレーニングに。

やり方 表情の異なる4つの顔の中から顔を1つ決め、同じ表情を探して数えます。全体を眺めながら目だけ動かして探しましょう。（答えはP.107へ）

POINT 明らかに違うものは全体像で確認ができますが、微妙な違いは視線を動かして、それぞれの詳細を確認しないと認識できません。中心の視力がどれだけ大切か実感できます。

読み取りトレーニング

アルファベットを順に目で追って、ピント調節機能を向上。

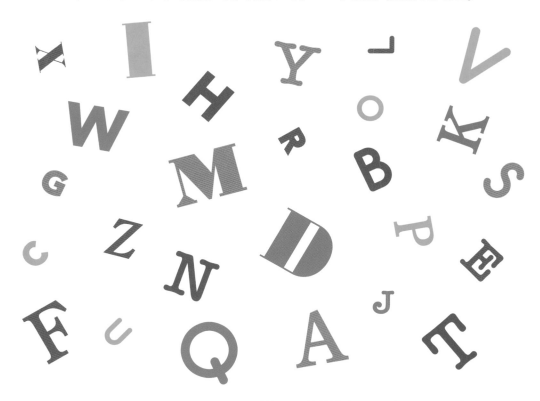

やり方 ランダムに並んだアルファベットを、目だけで「A」から「Z」まで順に追っていきます。顔は動かさず、全体を眺めながら探しましょう。慣れてきたら英単語をいくつか決めて、探し出してみて。

POINT それぞれの文字の形を変えているため、次の文字が予想した字体と違っていると案外見つけづらいもの。色や形も識別することで脳への刺激も。

色彩トレーニング

四角形の中にある小さな四角形を見つめ、色彩感覚を鍛えます。

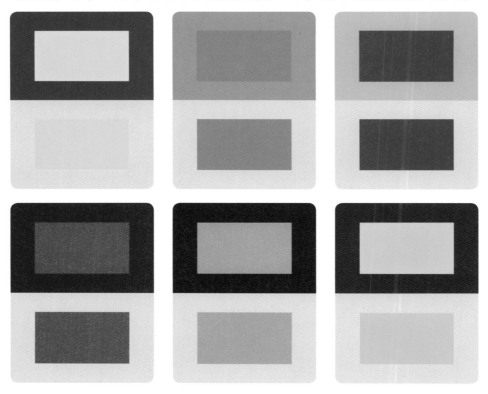

やり方 上下でセットになっている四角形を、5秒ずつ見つめます。1セット終わったら隣に移動し、全部で6セット行います。上段は濃い色、下段は薄い色に囲まれていて、背景の色の濃淡によって、中の四角形の色が違って見えます。

POINT コントラストの効いた色の違いを意識することで、色に対する感度も高めていきます。

言葉探しトレーニング

バラバラに並んだひらがなから文字を拾って言葉にし、目と脳を同時に使います。

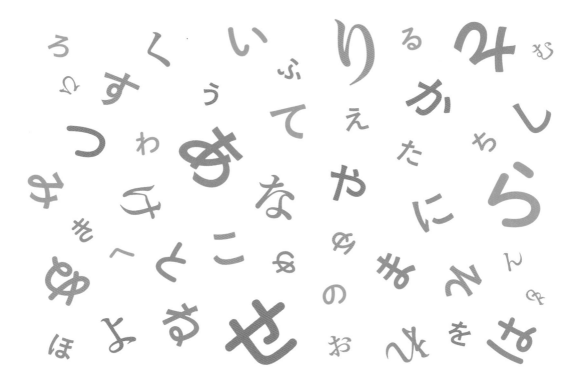

やり方 顔を動かさずに目だけを動かして、次の4つの言葉を探しましょう。1.くし　2.はさみ　3.らいおん　4.ひこうき　慣れてきたら、家族や友人の名前、果物、野菜の名前など、テーマを決めて行ってください。（答えは P.107 へ）

POINT 文字を目で追いながら探していく作業では、情報を抽出するための認識能力を鍛えることができます。

生活習慣を見直そう！目にいい7つのヒント

スマホやパソコンが欠かせない今、どうすれば目を守れるのでしょうか。
少しでも目をよくするために、気をつけたいことをまとめました。

「目のケア」を意識することで目は守られる

今やデジタル化が大きく進み、パソコンやスマホなどのデジタルデバイスと誰しも無縁ではいられません。時代とともに今後さらに拍車がかかるのは明白で、それに伴って目にかかる負担も増加していくことは間違いありません。

ですので日頃から「目をケアする」ということを意識していたいものです。近くを見続けることで緊張して凝り固まった目の筋肉は、眼トレなどでほぐすことでピント調節機能が改善されます。これに加えて日常の中で目のためにできることを知り、それを実践していくことが、目をよくする方向に導きます。

「見る」ということへの意識を高めたり、デジタルデバイスとの付き合い方を見直したり、軽い運動をしたり。ここに挙げた7つのヒントを参考に、大切な目をしっかりとケアし、末長く目の健康を守っていきましょう。

“見えていない”ことを認識しよう

ここでまず、網膜についてお話ししましょう。人間は両目でものを見ることで立体視が可能になり、対象までの距離を適切に認識できます。これを可能にしているのが網膜の中心部＝黄斑部。文字を目で追ったり視線を向けたりするのは、この黄斑部でしっかりと見るためです。

一方、網膜の周辺部は実はよく見えておらず、周辺視野に映った情報はとてもあいまいです。ただ、このあいまいな情報を脳が補完してくれるために、見えているような錯覚をして、歩きスマホなどできてしまうわけです。ですが実際は見えていないので、とても危険です。

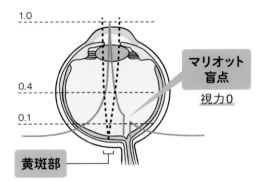

補完の話をする上で大事なのがマリオット盲点です。目には視神経の束が入り込んでいる場所があり、そこには光を感知するセンサーがないため、実際に見えていない部位があります。それを感じないことこそ脳の補完によるものなのです。 次のページで脳の補完を体験してください。

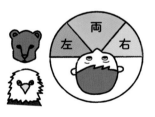

獲物を捕らえるため　　**敵から身を守るため**

生きるために感覚器として進化した目の働き。肉食動物は顔の前面に眼球が位置し、高精細な黄斑部網膜で獲物を捕らえ、距離感と立体感等を把握します。一方、草食動物は高精細な黄斑部を捨て、感度は悪いながらも広い視野で動くものをいち早く発見するために、両側面に眼球を配置しました。

マリオット盲点で
見えていない

ことを体感

①左目を閉じ、黒い点の正面に右目がくるように20㎝ほど離して本を持ちます。②右目で黒い点を見つめたまま本を近づけたり離したりして、右の赤い丸が完全に見えなくなる位置を探してください。ここが誰にでもある盲点です。

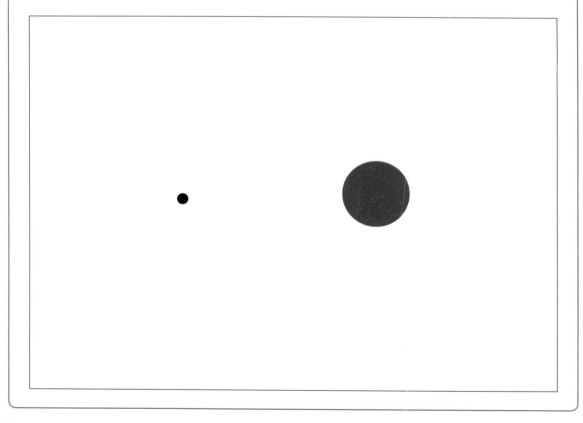

見えていないのに見えている、脳の補完を体感

①盲点の位置を意識して、同様に左目を閉じ、黒い点の正面に右目がくるようにします。②右目で黒い点を見つめたまま本を近づけたり離したりして、右の白い丸が消える位置で止めます。すると、白い丸が消えるばかりか、ないはずの縞模様が補われて見えます。これが、脳が補完しているということです。

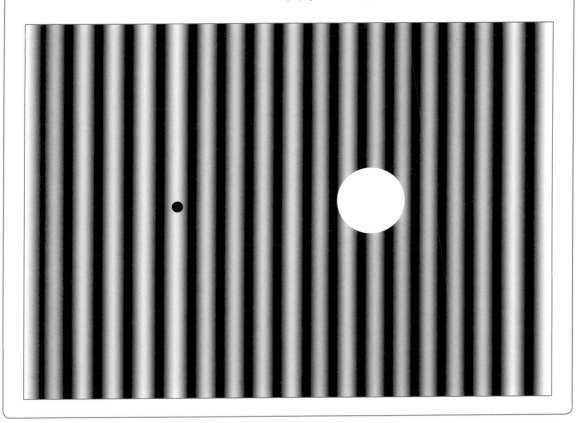

周辺視野が **あいまいである** ことを体感

中心の＋マークに視点を合わせ見つめ続けてください。すると、周りの薄い星が次第に消えて見えなくなります。このように、人間の目は周辺視野があいまいであり、それほどは見えていないのです。

| MEMO |

網膜上に映る情報を完全に止めてしまうと、その情報はなくなる（見えなくなる）現象が起きます。眼球は絶えず細かく動いており、実験的に眼球を完全に動かない状態にすると、静止した物体は見えなくなるのです。完全に眼球の動きを止めることはできないので、1点を凝視して、その周辺の情報を淡くすると、同様の現象が認識できます。

歩きスマホは
見えている気がするだけ!!

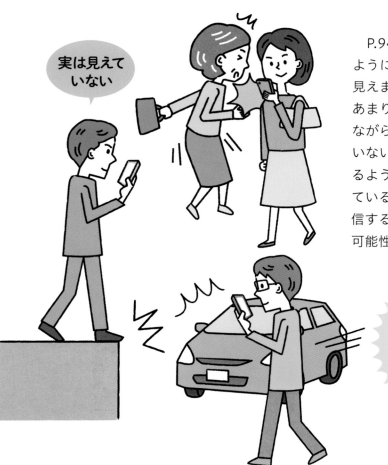

実は見えて
いない

P.94〜96の画像体感でもわかる
ように、人間の目は中心部分はよく
見えますが、周辺視野はあいまいで、
あまり見えていません。スマホを見
ながら歩けるのは、実際には見えて
いない周りの情報を、脳が見えてい
るように錯覚させる＝補完してくれ
ているだけのこと。自分の視覚を過
信するのは、大きな事故につながる
可能性もあり、とても危険です。

"見えている"と
過信すると
とってもキケン！

①の画像体験で、周辺視野のあいまいさやマリオット盲点を補う脳の補完について実感していただけたと思います。このような仕組みがあるために、デジタル社会にどっぷり浸かっている現代人は、多種多様な情報が目の前を次から次へと通り過ぎていく社会の中で、その情報をしっかり見るということが少なくなり、そのぶん脳にかかる負担が極端に増えているわけです。

特に情報化社会では、見えているかのように錯覚しがちになるので、あまり見えていなくてもそれを認識しづらく、目の病気があってもその発見に遅れることが多々あります。また普段から目を酷使しているため、単なる疲れ目だろうと自己判断で放置してしまう人が多いのも事実です。

実際に日本人の失明原因のトップである緑内障や糖尿病網膜症などにかかっていても、なかなか気がつけず手遅れになってしまうこともあります。

急激な環境の変化によって、偏った目の使い方をしている現代人には、その代償として、失明につながるような目の病気の発症リスクが上がってきています。"見る"ことを意識すると、目のちょっとした不調に気づきやすくなりますし、日常の中で目をいたわる習慣がつきやすくなります。デジタル社会を捨てることはできないので、その中でいかにうまく生活していくかが大切になってくるでしょう。

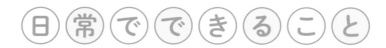

日常でできること

通勤、通学の途中に遠くの看板を見てみよう

近くばかりを見ている習慣を離れて、元来の初期設定通りに、なるべく遠くを見るように意識することも重要です。通勤・通学の電車では、スマホから目を離し、窓から見える遠くの看板などを眺めましょう。遠くを見ることで、毛様体筋の緊張がほぐれ、目のピント調節機能が改善されます。

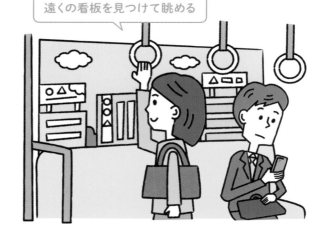

電車の中でスマホをいじらず遠くの看板を見つけて眺める

休憩時に雲や鳥、飛行機を目で追ってみよう

仕事中はずっとパソコン画面とにらめっこ、という環境の人も多いでしょう。せめて休憩時間には、窓から大空を飛ぶ鳥や遠くに浮かぶ雲などを眺めましょう。自然の風景には目と脳をリラックスさせる働きがあります。窓がなければ、観葉植物や風景写真を見るだけでも効果はあります。

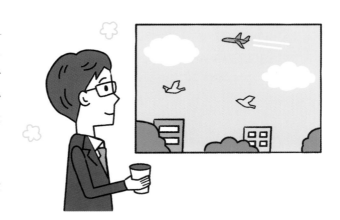

③ デジタル機器の 使用環境を見直そう

これが目にいいパソコンの使い方

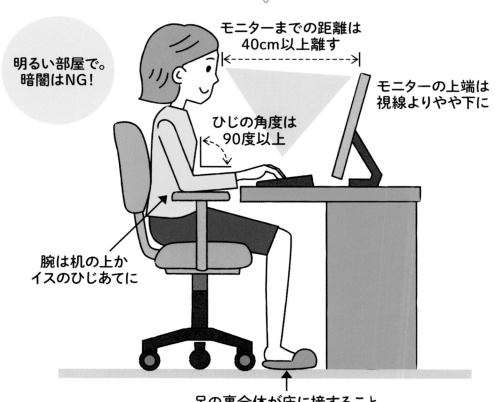

明るい部屋で。
暗闇はNG!

モニターまでの距離は
40cm以上離す

モニターの上端は
視線よりやや下に

ひじの角度は
90度以上

腕は机の上か
イスのひじあてに

足の裏全体が床に接すること

長時間使用の際は
こまめに休憩をはさんで

パソコン作業中は 30 分もしくは 1時間に 1 回と、こまめに休憩を取りましょう。室内で 3 〜 4m 離れたところにあるものに目を向けるだけでも、目の緊張はほぐれます。休憩を取るのが難しい場合は、画面からこまめに視線をずらすことをおすすめします。

まばたきを忘れないで！

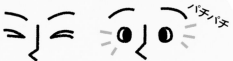

パソコンやスマホの画面をじっと見続けると、まばたきの回数が減ってしまい、ドライアイの原因になります。意識してまばたきを行って、目の表面に涙を運ぶようにしましょう。

移動中、食事中など
ながら使用は控えよう

せっかくパソコン画面から離れても、代わりにスマホを見ていては目の休まる暇がありません。長時間継続しての使用は、ブルーライトの覚醒作用によってホルモンバランスを崩す可能性も。せめて食事や移動時には、デジタルデバイスから距離を置きましょう。

就寝前2時間は電源OFF。
デジタル機器を遠ざけて

デジタルデバイスの発するブルーライトの作用で、睡眠ホルモンであるメラトニンの分泌が抑制されて寝つきが悪くなったり、不眠症の原因にもなります。就寝 2 時間前には電源をオフにして手元から遠ざけましょう。

ブルーライトをカットする 工夫をして目を守ろう

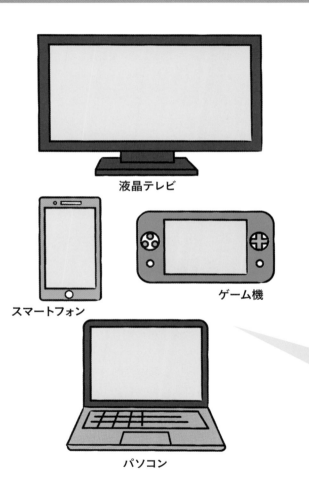

液晶テレビ

スマートフォン

ゲーム機

パソコン

　ブルーライト自体は微弱なので簡単に目に障害を起こすというわけではありません。しかしブルーライトには覚醒作用があり、また近くの画面ばかりを見続けることで目の筋肉が緊張し、交感神経のスイッチが入りっ放しになります。それにより、自律神経のバランスを崩すことになりかねません。画面の明るさの設定を下げたり、ブルーライトカットメガネをかけるなどの対策を行うといいでしょう。

ブルーライトとは

可視光線（人の目で見ることのできる光）の中で最も強いエネルギーを持ち、角膜や水晶体で吸収されず網膜まで届く。パソコン、スマホの画面や LED 照明、太陽光にも含まれます。

⑤ ブルーライトで昼夜逆転！？「デジタル時差ボケ」に要注意！

\ あなたは大丈夫？ /

「デジタル時差ボケ」チェックシート

- □ 日中眠いと感じることが多い
- □ 目の痛みや疲れ、乾きなどのトラブルを生じやすい
- □ 合計すると1日8時間以上、デジタルデバイスの画面を見つめている
- □ デジタルデバイスを90分以上、連続で使用していることが多い
- □ 本やマンガ、雑誌を読む際は電子書籍を利用することが多い
- □ 寝る前にベッドでスマホを見ることが多い
- □ 朝起きるときに朝日を浴びる習慣がない
- □ 首や肩が痛いと感じたり、凝ったりすることが多い
- □ 通勤や通学の移動時間など、隙間時間はスマホを見たりゲームをしたりする
- □ 毎日、適度な運動をする習慣がない

「デジタル時差ボケ」とは、パソコンやスマホなどデジタルデバイスの使い過ぎによるブルーライトの悪影響で、睡眠のリズムが乱され、体が常に"昼夜逆転状態"に陥ること。不眠症になったり、日中の集中力や仕事の生産性低下にもつながるので注意が必要です。

6つ以上当てはまる人は「デジタル時差ボケ」の可能性が！

4つ以上の人は「デジタル時差ボケ予備軍」なので要注意。

デジタル時差ボケ対策はコレ！

❶ 寝る前はスマホOFFに（P.101へ）
❷ ブルーライトをカット（P.102へ）
❸ 適度な運動を取り入れて（P.104へ）
❹ 目にいい食事を意識して（P.105へ）

6 毎日、適度な運動を!

適度な運動を行って体の血流をよくすると、目にもフレッシュな血液が送り込まれ、目の健康に役立ちます。朝起きたら、まずは大きく深呼吸と背伸びを。ここではデスクワークの合間などに気軽にできる上半身のストレッチを紹介します。

[まずはストレッチから]

動画でCHECK!

ぐ〜んと伸びる

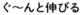
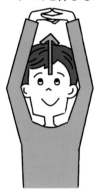
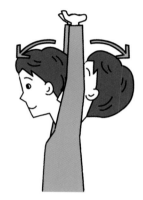

1

手を組んで上に伸ばし、5秒キープ。そのまま頭を前後に10回、ゆっくり倒します。

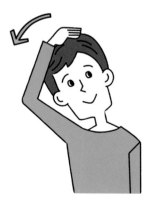

2

右手を上げ、頭のやや左上を押さえ、右に引いて左側の首筋を伸ばし、20秒キープして元に戻します。5回繰り返し、反対側も同様に。

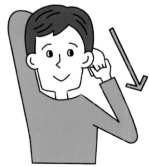

3

後頭部を支えるように手を組み、左に引いて右側の肩周りを伸ばし、20秒キープして元に戻します。5回繰り返し、反対側も同様に。

目にいい食事を考えよう

基本は、体にいいものを
バランスよく摂取すればOK

　体を老化させる現象である「酸化」と「糖化」を防ぐ食事は目のためにも有用です。抗酸化作用が高いとされる、ビタミンA・C・Eを多く含む食材は、目の老化を防ぐパワーがあるといわれています。しかしこだわり過ぎる必要はなし。偏った食事を避け、体にいいものをバランスよく食べるようにすれば、目と体の健康は十分保てます。

目にいい食材を覚えて
上手に取り入れてみよう

　参考までに、一般的にも特に目のためにいいといわれている栄養素と食材を次のページにまとめてみました。あまり料理をしないという場合など、これらの栄養素はサプリメントで補うこともできます。ただしサプリメントの場合、ほかの薬との飲み合わせには注意が必要なので、常用の薬のある人は医師などに相談してください。

[目にいい栄養素と食材をチェック]

アントシアニン

眼精疲労に効果的。近年の研究では、ベリー由来のものが神経保護作用があるともされています。ブルーベリーやカシスが有名で、ほかになす、紫キャベツなども。

ブルーベリー　　なす

ルテイン・ゼアキサンチン

加齢黄斑変性など黄斑疾患に対して天然の網膜のフィルターの役割をします。ほうれん草や小松菜、ケール、モロヘイヤなど緑の濃い野菜、赤パプリカなどに多く含まれます。

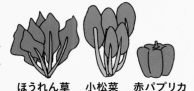

ほうれん草　　小松菜　　赤パプリカ

アスタキサンチン

強い抗酸化作用があり、白内障の予防にも。紅鮭、金目鯛、えび、カニなどの赤い色素に豊富です。甲殻類の殻は破棄することが多いので、多く摂取できておすすめなのは紅鮭。

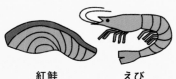

紅鮭　　えび

ビタミンA

ビタミンの一種で、レバーなどの動物性食品に含まれる栄養素。目の働きに大いに関わっていて、色を見る力や、薄暗いところでの視力の維持に関わっています。

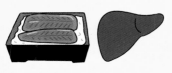

うなぎ　　レバー

1週目 2nd DAY 》 P.56

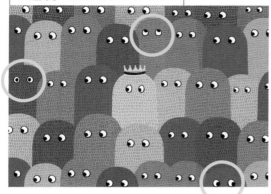

2週目 14th DAY 》 P.86

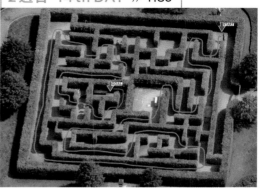

プチトレ 》 P.88

><= 7個　:) = 7個
>< = 7個　:) = 7個

プチトレ 》 P.91

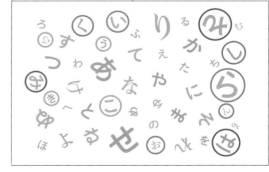

1. くし　2. はさみ
3. らいおん　4. ひこうき

P.52～87 写真提供: アフロ（Ikon-Images、plainpicture、Minden Pictures、三田崇博、Topic Images、鎌形久、山口博之、エムオーフォトス、樋口一男、Danita Delimont、imagebroker）

目をいたわる習慣を身につけて デジタル社会に対応しましょう

急激な科学の進歩とともに、我々の目の使い方は大きく変わってきました。太古の昔は狩りをして、遠くを見ながら暮らしてきた人類は、文明の発達により学問を作り出します。そして近年になって、一気に近くを見つめる時代に入りました。IT革命が起き、それ以降は手元を見る作業により拍車がかかります。その結果、目が悪く（近視に）なる人が世界中で急増。2016年には国際的な眼科医学会誌である『Ophthalmology』に、オーストラリアの研究グループが衝撃的な発表をしました（下図）。このままいくと2050年には、近視の推定患者数が全世界で約50%になるというのです。これは明らかに環境が原因であると考えられます。よりデジタル社会化に拍車がかかっている今、予測値は大きく悪化の方向へずれる可能性があります。

パソコンの画面をくまなく見渡しても、野原で獲物を探すときのような眼球の大きな動きはありませんし、ピントを

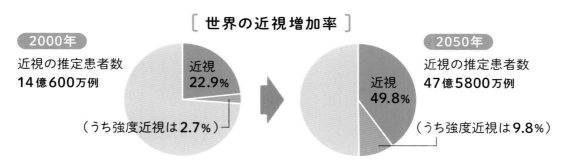

[世界の近視増加率]

2000年
近視の推定患者数
14億600万例

近視
22.9%

（うち強度近視は**2.7%**）

2050年
近視の推定患者数
47億5800万例

近視
49.8%

（うち強度近視は**9.8%**）

世界の疾病負担研究対象の21地域内でメタ解析したところ、
近視の罹患率が2050年には全世界で約50%になると予測

遠くの山や森に合わせることもなく、手元をずっと見つめています。そして凝視することによってまばたきが極端に減少し、ドライアイをはじめとする目のトラブルを起こしやすくなっています。

　スマホや携帯ゲーム機などの発するブルーライトは微弱で安全な光ですが、継続的に見つめ続けることでエネルギーが蓄積され、将来的に目の疾患を患うことになる可能性も否定できません。これらデジタル機器を長時間継続して使用する

ことは、絶えず目をいじめているのと同じことです。このままいけば、失明の恐れのある目の疾患の有病率、発症率が上昇してくるかもしれません。

　本誌を通して様々お伝えしてきたように、できるかぎり自分の生活を見直して、目をいたわる習慣を身につけていくことが、最終的に目をよくすることにつながっていくのです。

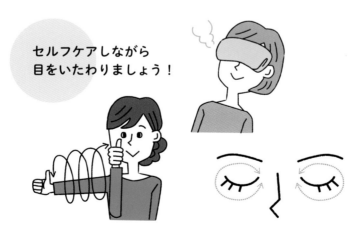

セルフケアしながら
目をいたわりましょう！

　ここまで本書を読んでいただき、誠にありがとうございます。

　最後に少しだけ、私たちわかさ生活がこの本に込めた想いについて、お話しさせていただければと思います。

　実は私は、18歳の頃に脳腫瘍を患い、幸い命拾いしたものの、右目の視力を失ってしまいました。それ以来、見えにくさによる苦労やストレスは身をもって実感してきました。わかさ生活を起業したのは、同じように目のことで悩む人たちを救いたいという想いからです。

　特に現在は、スマホの普及や在宅時間の増加などによって、目に負担がかかりやすい生活環境になっています。目の悪い子どもたちも増えています。視力悪化は、眼病につながる危険があるだけでなく、体の不調にも影響します。

　目は悪くなって当然のものではありません。日々の目の使い方次第で、目は守ることができます。少し遠くを見る。ちょっと景色を眺めてみる。スマホを少しやめてみる。そんな小さなことでも、この本がきっかけになればと思い、こうして皆さんに届けることができました。

　お忙しい中、本書の監修および眼トレの制作、原稿の執筆にご協力くださった林田康隆先生には、この場を借りて厚く御礼申し上げます。

株式会社わかさ生活

代表取締役　角谷建耀知

110

著者

わかさ生活

1998年創業。「若々しく健康的な生活を提供する」ことを目指し、サプリメントの研究開発・販売や、スポーツ事業、健康に関する情報発信などを行う。
創業者である角谷建耀知氏が、病気で視野を半分失ったことから「目のことで困っている全ての人を助けたい」という想いで開発した「ブルーベリーアイ」は、総販売数1億3000万袋を超える大ヒット商品（2020年9月時点）。2010年から、眼科や薬局など医療機関で取り扱うサプリメントも開発し、取扱医院数は1000件を超える。視覚障がい者支援や児童支援といった社会貢献活動も積極的に展開している。

[関連サイト]
若々しく健康的な生活を提供するWebサイト「わかさ生活ランド」（https://www.wakasa.jp）
目の健康を支えるWebマガジン「メノコト365」（https://menokoto365.jp）
わかさ生活の研究情報を発信する「みらい研究所」（http://kenkyu.wakasa.jp）

 監修

眼科専門医
林田康隆

Y's サイエンスクリニック広尾院長・医学博士。日本眼科学会認定眼科専門医。兵庫医科大学医学部卒業。大阪大学大学院医学系研究科博士課程修了。大阪大学大学院および米国フロリダ州マイアミ・オキュラーサーフェスセンターにて、眼表面の幹細胞研究に携わった、日本でも数少ない再生医療のスペシャリスト。現在は大阪で難治性白内障手術や網膜硝子体手術等に取り組む傍ら東京でも診療にあたり、実姉である日比野佐和子医師とともに最先端医療に取り組んでいる。
『1日1分見るだけで目がよくなる28のすごい写真』『眼科専門医が作った 貼るだけで目がよくなるすごい写真』（ともにアスコム）、『見るだけで目がよくなるガボールパッチ』（扶桑社）など、ベストセラー多数。
「世界一受けたい授業」「ヒルナンデス！」「ホンマでっか!? TV」など、メディアにも数多く出演し、目に関する健康情報を発信し続けている。

視力悪化が気になる人へ

眼科専門医と考えた
「測るだけ眼トレ」ブック

発行日　2020 年 10 月 2 日　第 1 刷

著者　　　わかさ生活
監修　　　林田康隆

本書プロジェクトチーム
編集統括　　　柿内尚文
編集担当　　　中山景
編集協力　　　印田友紀、岩越千帆、石原輝美（smile editors）
デザイン　　　河南祐介（FANTAGRAPH）
イラスト　　　アライヨウコ
校正　　　　　東京出版サービスセンター

営業統括　　　丸山敏生
営業推進　　　増尾友裕、藤野茉友、綱脇愛、渋谷香、大原桂子、桐山敦子、矢部愛、
　　　　　　　寺内未来子
販売促進　　　池田孝一郎、石井耕平、熊切絵理、菊山清佳、櫻井恵子、吉村寿美子、
　　　　　　　矢橋寛子、遠藤真知子、森田真紀、大村かおり、高垣真美、高垣知子
プロモーション　山田美恵、林屋成一郎
講演・マネジメント事業　斎藤和佳、高間裕子、志水公美

編集　　　　　小林英史、舘瑞恵、栗田亘、村上芳子、大住兼正、菊地貴広
メディア開発　池田剛、中村悟志、長野太介、多湖元毅
総務　　　　　生越こずえ、名児耶美咲
管理部　　　　八木宏之、早坂裕子、金井昭彦
マネジメント　坂下毅
発行人　　　　高橋克佳

発行所　株式会社アスコム

〒105-0003
東京都港区西新橋2-23-1　3東洋海事ビル
編集部　TEL：03-5425-6627
営業部　TEL：03-5425-6626　FAX：03-5425-6770

印刷・製本　株式会社光邦

ⒸWakasa seikatsu　株式会社アスコム
Printed in Japan ISBN 978-4-7762-1102-0

近視用（遠見）視力検査表 （3メートル用）

0.1

0.2

0.3

0.4

0.5

0.6

0.7

0.8

0.9

1.0

1.2

1.5

2.0